# RECHERCHES

SUR

## LES TROUBLES FONCTIONNELS

DES

# NERFS VASO-MOTEURS

DANS

## L'ÉVOLUTION DU TABES SENSITIF

PAR

## LE D<sup>R</sup> CARLOS-E. PUTNAM

DOCTEUR EN MÉDECINE DE L'UNIVERSITÉ NATIONALE
DE COLOMBIE
ET DE LA FACULTÉ DE MÉDECINE DE PARIS

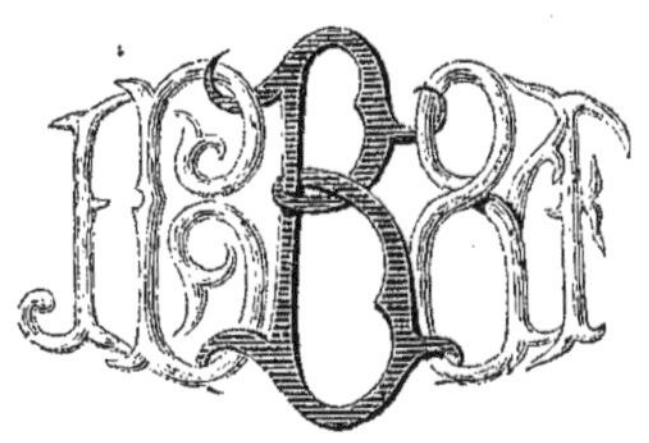

PARIS

## LIBRAIRIE J.-B. BAILLIÈRE ET FILS

19, rue Hautefeuille, près du boulevard Saint-Germain


| LONDRES | MADRID |
| --- | --- |
| BAILLIÈRE TINDALL AND COX | CARLOS BAILLY-BAILLIÈRE |
| 20, King William street | Plaza de Topete, 8 |

1882

# RECHERCHES

SUR LES

## TROUBLES FONCTIONNELS DES NERFS VASO-MOTEURS

DANS L'ÉVOLUTION

## DU TABES SENSITIF

LYON. — IMPRIMERIE PITRAT AINÉ, RUE GENTIL, 4

# RECHERCHES

SUR

## LES TROUBLES FONCTIONNELS

DES

# NERFS VASO-MOTEURS

DANS

## L'ÉVOLUTION DU TABES SENSITIF

PAR

## LE D<sup>R</sup> CARLOS-E. PUTNAM

DOCTEUR EN MÉDECINE DE L'UNIVERSITÉ NATIONALE
DE COLOMBIE
ET DE LA FACULTÉ DE MÉDECINE DE PARIS

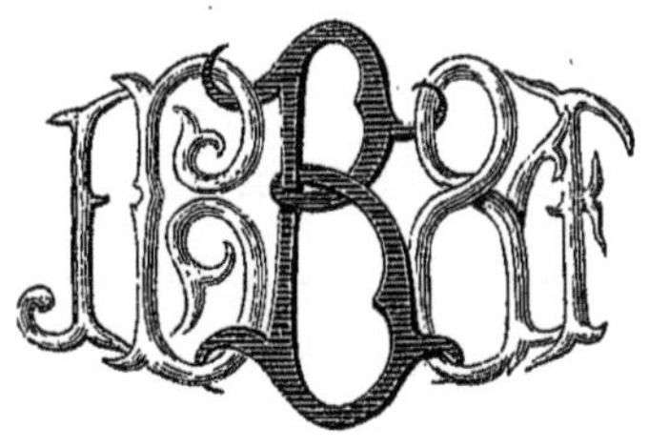

## PARIS

LIBRAIRIE J.-B. BAILLIÈRE ET FILS
19, rue Hautefeuille, près du boulevard Saint-Germain

| LONDRES | MADRID |
|---|---|
| BAILLIÈRE TINDALL AND COX | CARLOS BAILLY-BAILLIÈRE |
| 20, King William street | Plaza de Topete, 8 |

1882

# AVANT-PROPOS

Nous avons choisi pour sujet de notre thèse un point peu étudié dans la pathogénie du tabes, et le titre même de ce travail montre assez bien que nous n'avons pas la prétention d'élucider complètement la question. Nous avons seulement recueilli un certain nombre d'observations et fait quelques recherches qui montreront que ces phénomènes vaso-moteurs sont plus fréquents qu'on ne le pense pendant l'évolution du tabes sensitif.

L'idée de ce travail nous a été donnée par M. le professeur Pierret, qui aussi a eu la bienveillance de nous guider de son autorité et de ses conseils, et nous a fourni un certain nombre de documents.

Nous avons divisé notre thèse en plusieurs cha-
pitres.

Nous les faisons précéder d'un aperçu historique de la
question, d'après les auteurs que nous avons consultés
dans nos recherches.

Dans un premier chapitre, nous présentons un résumé
de l'étude des centres d'origine du système du grand
sympathique. Nous le croyons absolument indispensable
pour qu'on puisse bien comprendre la place qui correspond, dans la moelle et le bulbe, à la colonne sensitive
vaso-motrice telle que l'admet M. Pierret.

Nous essayons, dans un second chapitre, de faire la
pathogénie des phénomènes vaso-moteurs observés dans
le tabes.

Nous consacrons le troisième chapitre au diagnostic de
ces troubles vaso-moteurs.

Dans le quatrième, enfin, nous publions un certain
nombre d'observations concluantes au point de vue clinique et nous présentons quelques conclusions qui résu-
ment notre travail.

Avant d'entrer en matière, nous tenons à assurer à
M. le professeur Pierret que nous lui garderons notre
plus vive reconnaissance pour la bienveillance qu'il nous
a toujours témoignée.

Nous prions également notre cher et respectable maître,

M. le professeur Teissier, de vouloir bien accepter nos remerciements pour les précieuses leçons que nous avons reçues dans son enseignement clinique.

M. le docteur Raymond Tripier a bien voulu faciliter notre travail en nous donnant un certain nombre d'observations ; qu'il nous permette de le remercier.

# RECHERCHES

SUR LES

## TROUBLES FONCTIONNELS DES NERFS VASO-MOTEURS

DANS L'ÉVOLUTION

## DU TABES SENSITIF

---

## APERÇU HISTORIQUE

Si l'on considère la relation si intime qui existe entre le système nerveux cérébro-spinal et le système du grand sympathique, on pourrait tout d'abord croire que les lésions du premier auraient pu faire penser aux troubles du second et que les observateurs qui se sont occupés de la maladie connue aujourd'hui sous le nom de *tabes sensitif* auraient dû être amenés à faire des recherches pour l'explication de phénomènes aussi fréquents que le sont les troubles vaso-moteurs dans cette maladie. Aussi avons-nous consulté un certain nombre de travaux faits sur le *tabes*, soit en France, soit à l'étranger. Mais nous pouvons dire que, contrairement à notre attente, les observateurs n'ont pas considéré suffisamment ces troubles et

que nous n'avons pas pu tirer de grandes ressources de
nos recherches.

M. Duchenne, dans son remarquable Mémoire sur
l'ataxie locomotrice, s'exprimait ainsi à propos des phénomènes gastriques : « Des vomissements n'ont jamais signalé le début de l'ataxie[1]. »

Mais un peu plus tard, le même auteur publia deux
observations dans lesquelles il s'agit de quelques phénomènes vaso-moteurs de l'œil, et il termine de la
manière suivante : « Les phénomènes oculo-pupillaires
de l'ataxie locomotrice ne peuvent s'expliquer que par
un état pathologique de la portion cervicale du sympathique[2]. » A cette époque, M. Duchenne pensait que la
maladie avait pour point de départ les ganglions du
sympathique.

Dans l'ouvrage de M. Topinard[3], quoiqu'il soit très
riche en observations, nous n'en avons trouvé que très
peu pour notre sujet. Il y en a quelques-unes dans lesquelles les vomissements sont notés; mais l'auteur dit à
la page 273 : « Les vomissements mentionnés sous forme
d'attaques au début ne doivent pas être regardés comme
un symptôme de la maladie qui nous occupe, mais comme
une complication. »

M. Carre[4], dans un travail sur l'ataxie locomotrice,
publia un certain nombre d'observations dans lesquelles
il fait remarquer l'existence des phénomènes nouveaux
(vomissements, diarrhée, hypersécrétion sudorale) dans

[1] Duchenne. *Archiv. gén. de Médecine*, t. I, p, 62, 1859.
[2] Duchenne. *Gazette hebdomadaire*, 1864.
[3] Topinard. *De l'ataxie locomotrice*, 1864.
[4] Carre (Marius). *Nouvelles recherches sur l'ataxie locomotrice progressive*, Paris, 1865.

l'évolution de la maladie ; mais il ne s'arrête pas à expliquer ces phénomènes.

Il faut venir à une époque plus récente pour trouver les premiers travaux sur les phénomènes que nous étudions.

M. le professeur Charcot[1], parlant des crises viscérales dans l'ataxie locomotrice, fait intervenir le sympathique. Il a également fait remarquer plusieurs phénomènes dépendant des troubles vaso-moteurs.

M. le professeur Vulpian[2], dans ses leçons sur les maladies nerveuses, nous dit : « L'on a rarement l'occasion d'observer des troubles vaso moteurs dans le tabes. » Il a cependant signalé certains de ces troubles et dans ces mêmes leçons nous avons trouvé des observations très riches en troubles vaso-moteurs.

M. Straus[3] a fait dernièrement une étude sur les taches ecchymotiques des membres inférieurs chez les tabétiques, à la suite de douleurs fulgurantes.

Le travail de M. Straus, par son importance et par l'interprétation qu'il donne de ces troubles vasculaires, vient à l'appui de notre étude. Il signale six observations, et à la fin il entre dans quelques considérations sur la cause première de ces phénomènes. Il donne deux hypothèses d'après lesquelles les taches ecchymotiques seraient, ou le résultat de congestions d'ordre réflexe, ou celui de l'irritation directe centrifuge des filets vaso-moteurs contenus dans les racines spinales postérieures.

---

[1] Charcot. *Leçons sur les maladies du système nerveux*, t. II, p. 55.

[2] Vulpian. *Maladies du système nerveux*, leçons professées à la Faculté de médecine, 1879.

[3] Straus. Des ecchymoses tabétiques, à la suite des crises de douleurs fulgurantes, in *Archiv. de nécrologie*, 1880-1881, p. 555 et suiv.

M. Joffroy[1] a appelé l'attention sur un phénomène
nouveau chez les tabétiques, la chute spontanée de l'ongle
et il explique l'ecchymose sous-unguéale qui le précède
par un trouble vaso-moteur.

Pour en finir avec les auteurs français que nous avons
consultés, nous dirons que le manière dont M. Pierret a
considéré la question est complètement nouvelle, et que
personne n'en avait parlé avant lui[2].

Parmi les auteurs anglais, M. Buzzard[3] s'est occupé
aussi de ce point de la pathogénie du tabes. Il fait remarquer la coïncidence de l'artropathie avec les crises
gastriques, et, pour lui, les deux phénomènes peuvent
s'interpréter par troubles vaso-moteurs.

Les auteurs allemands disent :

« Les troubles vaso-moteurs sont très vagues et on les
a peu étudiés dans le tabes. Très habituellement et dans
beaucoup de cas on a signalé un froid considérable aux
pieds, l'apparition de taches bleuâtres sur la peau, de
l'augmentation ou de la diminution de la sécrétion sudorale, surtout la suppression et la disparition de la sueur des
pieds, parfois aussi un grand penchant à l'apparition de
la chair de poule. Mais les rapports précis de tous ces
troubles avec la sclérose des cordons postérieurs ne sont
pas constatés jusqu'à présent[4]. »

---

[1] Joffroy. Chute de l'ongle des gros orteils chez un malade atteint d'ataxie
locomotrice progressive, in *Archiv. de physiologie*, 1882, p. 174.

[2] Pierret. Comptes rendus à l'Académie des sciences, n° 5, 30 janvier 1882.

[3] Buzzard: *Clinical lectures on diseases of the nervous system*, London,
1882.

[4] Ziemssen. *Handbuch der speciellen Pathologie und Therapie*, XI.
Band, zweite Auflage, *Tabes dorsalis*, p. 593.

D'après Eulemburg[1] l'ataxie locomotrice s'accompagne quelquefois d'hypersécrétion sudorale dans les membres atteints.

M. Buch[2] a publié deux observations d'ataxie dans lesquelles il a observé des phénomènes vaso-moteurs.

En somme, c'est tout ce que nous avons trouvé, et si nous oublions involontairement quelques observateurs, nous leur en demandons pardon.

---

[1] Eulemburg. *Pathologie du sympathique.*
[2] Buch. *Archiv für Psychiatrie und Nervenkr.*, Band XI, 1880.

# CHAPITRE PREMIER

## QUELQUES MOTS SUR L'ANATOMIE DU SYSTÈME DU GRAND SYMPATHIQUE

Sommaire. — § 1. Origine centrale du grand sympathique. — § 2. Substance grise de la moelle et tractus intermedio-lateralis. — § 3. Continuation de ce tractus dans le bulbe.

§ 1. — Il nous paraît bon de commencer ce travail par un résumé de l'étude des origines centrales du grand sympathique.

Galien, Valsava et Eustachi admettaient que ce nerf est une émanation du système cérébro-spinal, et qu'il peut être considéré comme un nerf mixte se distribuant aux organes internes.

Reil, Bichat et Winslow pensaient, au contraire, que le sympathique est un système tout à fait indépendant du système central. Pour eux, chaque ganglion était un petit cerveau, un centre nerveux ne communiquant avec la moelle que par l'intermédiaire des *rami communicantes*.

Plus tard, Burdach et Sarlandière proposèrent une

nouvelle opinion. Ils croyaient que le sympathique tire son origine des organes internes et des cellules spéciales, pour se terminer dans le système cérébro-spinal lui-même. Cette opinion était fondée sur deux faits : 1° Que le sympathique apparaît le premier dans la vie fœtale; 2° qu'on le trouve parfaitement développé chez les acéphales et chez les monstres privés à la fois d'encéphale et de moelle épinière.

Nous nous trouvons donc en présence de deux théories en apparence oppposées :

A. *Le sympathique a ses origines dans les organes.*

B. *Le sympathique a ses origines dans la moelle.*

La première s'appuie sur le développement des fœtus amyélencéphales, mais il est à remarquer que ces cas sont très rares, presque exceptionnels, et que la vie de ces êtres est très courte. S'ils peuvent vivre et se développer pendant la vie intra-utérine, cela tient à la manière impersonnelle dont s'accomplissent les fonctions chez le fœtus. Du reste, dans le cas où le système cérébro-spinal a fait défaut, on a observé un développement considérable des ganglions spinaux, ce qui permet de croire que dans ces cas ils ont pu suppléer à l'absence de moelle.

Un auteur d'une grande autorité, Kœlliker, vient de dire tout récemment : « Le développement des réseaux périphériques du sympathique chez l'homme et chez les mammifères est presque inconnu. » Nous voyons qu'il y a certaines raisons à opposer à la première hypothèse.

La seconde théorie (B), qui n'est pas encore démontrée d'une manière satisfaisante, est cependant admise par le plus grand nombre des physiologistes. Elle s'accorde assez bien avec quelques faits pathologiques. Cependant nous devons convenir que l'étude des origines centrales du sympathique est à peine ébauchée.

D'ailleurs il n'est pas si difficile d'admettre qu'un système destiné au fonctionnement des organes puisse naître en même temps, dans les organes mêmes et dans les centres nerveux, et qu'il arrive un moment où les éléments primitivement séparés se rencontrent pour établir une sorte d'association qui garantisse l'harmonie des actions physiologiques.

Quoi qu'il en soit de ces hypothèses remarquons qu'en somme, les deux théories impliquent la communication du sympathique avec le système cérébro-spinal, et, par conséquent, on peut admettre que ce dernier renferme des cellules qui se trouvent en rapport avec le sympathique.

Les rapports anatomiques et physiologiques qui existen entre les deux systèmes sympathique et spinal sont tellement clairs que nous ne nous y arrêterons pas. Ce sont là des faits classiques. Ce qui nous reste à rechercher, c'est la cause de la différence d'action des nerfs médullaires proprement dits et des filets sympathiques. Si celle-ci existe, elle ne peut dépendre de la constitution différente des filets, mais bien du mode de terminaison ou d'origine. Nous ferons remarquer ici l'analogie qui existe entre le grand sympathique et le nerf spinal au point de vue fonctionnel; l'un et l'autre se distribuent à des organes non soumis à la volonté, en sorte que pour certains auteurs le nerf spinal établirait une transition entre les deux systèmes.

La pathologie vient aussi confirmer les rapports entre

les deux systèmes; les lésions du cerveau et de la moelle produisent des perturbations fonctionnelles dans les organes innervés exclusivement par le sympathique (reins, vésicules séminales).

Tous ces phénomènes ont fait admettre l'existence, dans le système cérébro-spinal, de centres d'action, moteurs et sensitifs, en rapport avec les fibres du sympathique considéré comme nerf mixte. Mais les auteurs ne sont pas d'accord quant à la manière dont s'établit la communication entre les deux systèmes différents et semblables tout à la fois.

Si nous considérons le nerf sympathique comme un nerf mixte, nous nous trouvons en face de deux hypothèses :

A. Les origines du sympathique (fibres motrices) sont-elles dans les cornes antérieures ?

B. Les origines ou le point d'arrivée des fibres sensi-tives du sympathique sont-elles dans les cellules sensitives de la moelle ?

A la première question, nous répondrons, non, et l'anatomie pathologique le démontre d'une façon claire. En effet, nous savons que dans la myélite aiguë des cornes antérieures, le caractère anatomique constant est l'atrophie des éléments cellulaires des groupes antérieurs; de même, dans l'atrophie musculaire progressive, les cellules se détruisent souvent en totalité, et cependant dans aucune de ces deux maladies on n'a observé communément de troubles vaso-moteurs. Il est donc probable que ce n'est pas dans les cornes antérieures que se trouvent les centres moteurs du sympathique.

Pour la seconde question, la chose devient moins évidente, en ce sens qu'il est démontré que certaines altérations du système sensitif s'accompagnent volontiers de troubles imputables au grand sympathique. Les migraines, les névralgies en sont la preuve. Toutefois comme les maladies caractérisées anatomiquement par les lésions du système sensitif ne s'accompagnent pas toujours de troubles vasculaires, on peut penser que le système vaso-moteur, dans sa partie sensitive, n'est pas absolument mêlé au système de sensibilité générale.

Nous avons une autre raison pour croire que les filets sympathiques sensitifs ne prennent pas leur naissance dans les cellules des cornes postérieures; c'est que la sensibilité du sympathique a un caractère spécial. A l'état physiologique elle est tellement obscure qu'il faut une irritation intense et soutenue pour l'éveiller. En effet, toutes les fonctions de la vie végétative se passent inconsciemment et avec une harmonie admirable, et il paraît difficile d'admettre que les mêmes cellules nerveuses puissent présider tantôt à la sensibilité générale, tantôt à cette sensibilité spéciale qu'exige la marche régulière de chaque fonction. A l'état pathologique, au contraire, cette sensibilité acquiert une intensité extrême, et alors le sympathique devient le conducteur d'un grand nombre de sensations douloureuses, ce qui n'est pas sans importance pour l'interprétation de quelques phénomènes morbides observés dans les cas de tabes.

Telles sont les raisons qui nous font penser que les filets du sympathique, moteurs et sensitifs, ont leur origine ailleurs que dans les cellules des cornes antérieures et postérieures. Nous croyons que si l'étude de ces origines a présenté de si grandes difficultés, c'est parce qu'on paraît vouloir s'acharner à trouver des centres dont les cellules seraient à la fois *sensitives, motrices, vaso-motrices* et même *sécrétoires*. Il est douteux que de telles cellules puissent exister.

Mais si nous n'admettons pas que le sympathique, comme nerf mixte, tire son origine des cornes antérieures et postérieures de la moelle, il nous faut cependant trouver dans cette même moelle le point où il prend naissance ; c'est ce que nous allons faire en commençant par une exposé rapide de la structure de la substance grise de la moelle et en nous arrêtant sur les points qui se rattachent directement à notre étude.

§ 2. *Substance grise de la moelle.* — La substance grise de la moelle épinière occupe toute la longueur de cette tige nerveuse ; elle est entourée de toutes parts par la substance blanche et elle forme une colonne centrale qui commence dans le *filum terminale* et se prolonge supérieurement dans l'encéphale. Cette colonne qui n'est pas cylindrique s'étend latéralement dans l'épaisseur des cordons blancs pour former les cornes antérieurs et les cornes postérieures.

Les éléments les plus remarquables qu'on trouve à l'étude microscopique de la substance grise sont les cellules nerveuses. Elles varient beaucoup entre elles par leur position et par leurs prolongements. Elles tendent à former des agglomérations ou groupes plus ou moins distincts, disposés en traînées longitudinales que Lockhart Clarke appelle *colonnes vésiculaires*. Dans chaque moitié de la substance grise de la moelle, on trouve quatre colonnes :

1° La colonne vésiculaire postérieure, qui occupe la

moitié du col de la corne postérieure et qui a été désignée par Kölliker sous le nom de *colonne de Clarke*.

2° La colonne intermédiaire latérale *(tractus inter-medio-lateralis de Clarke)*, qui se trouve à la face externe du myélaxe près de la base de la corne postérieure.

3° La colonne antéro-interne placée au sommet de la corne antérieure.

4° La colonne antéro-externe située dans le sommet de la même corne mais plus en arrière.

Nous n'étudierons pas toutes ces parties et nous procèderons directement à l'étude de la colonne intermédiaire latérale, qui est celle qui nous intéresse dans notre sujet.

Pour bien comprendre sa disposition, il nous faut considérer la corne postérieure de la substance grise dans les différentes régions de la moelle. Cette étude faite pour la première fois par Clarke (1851) et peu de temps après par Stilling, John Dean et autres, nous servira de guide dans notre exposé :

« La forme de la corne postérieure permet de la diviser en deux parties, la tête et la base ou col. Cette distinction est fondée sur les raisons suivantes : 1° que la partie désignée sous le nom de tête, à mesure qu'on monte dans la moelle et dans le bulbe se dirige en dehors de manière à former une masse distincte traversée successivement par les racines des nerfs pneumogastrique et glosso-pharyngien ; après quoi, elle devient le noyau principal de la branche sensitive du trijumeau ; 2° indépendamment de la substance gélatineuse qui l'entoure, elle diffère par sa structure, de la portion nommée base ou col, partie qui, dans le bulbe, représente la substance grise de la pyramide postérieure et du corps restiforme.

« La partie la plus interne du col est occupée par une colonne longitudinale d'une grande importance, qui dans la région dorsale est presque cylindrique ou ovale. C'est la *colonne vésiculaire postérieure* ou *colonne de Stilling*. Cette colonne est composés d'un cylindre plus ou moins foncé de fibres mélangées et entourées de cellules avec leurs prolongements. Les fibres viennent pour la plupart des racines postérieures des nerfs et sont beaucoup plus fines que celles qui forment les cordons blancs de la moelle. Elles sont longitudinales, transversales ou obliques et elles s'entrelacent pour former des faisceaux plus ou moins serrés. Les cellules du cylindre ou de la portion opaque de la colonne, sont *ovales*, *pyriformes* ou *plus ou moins fusiformes* ou *étoilées*. »

Cette colonne peut être considérée comme sensitive (Pierret), et elle dégénère dans le cas de tabes (Pierret, Freidreich, Schultz).

« Quand la partie interne des racines postérieures est bien nette, on voit qu'elles sont en relation intime avec la *colonne vésiculaire postérieure*. On observe généralement un gros faisceau qui vient de la partie moyenne de la tête de la corne postérieure et qui va à la portion externe de la *colonne* où ses fibres divergent et se séparent ; quelques-unes de ses fibres l'enlacent en partie et se mettent en connexion apparente avec les prolongements des cellules ; tandis que les autres forment une série de courbes plus ou moins tortueuses qui pénètrent dans la colonne et que l'on peut bien observer sur une coupe longitudinale. Ces fibres, après avoir parcouru un trajet *longitudinal* en se dirigeant en avant et en arrière forment des courbes ou des zigzags et se terminent dans les *cordons latéraux*.

« Un autre faisceau des fibres, provenant de la commissure postérieure, après avoir entouré la partie antérieure de la colonne vésiculaire, se dirige presque horizontalement en dehors pour atteindre le bord latéral de la *substance grise* et le *cordon latéral*. Ces fibres qui sont beaucoup plus apparentes à la partie supérieure et inférieure de la région dorsale sont réunies par d'autres fibres qui viennent de la partie latérale interne de la colonne et de *différents niveaux*. La portion latérale de la substance grise, qui est traversée par cette bande, au voisinage du canal central, peut être considérée comme la limite entre les deux cornes antérieure et postérieure. A son extrémité externe elle apparaît, sur la coupe, avec une forme plus ou moins triangulaire ; elle est transparente et ressemble par sa coloration à la substance gélatineuse. Dans quelques points de la région dorsale, elle s'étend en dedans sous forme d'une mince traînée et devient moins apparente vers le point où elle touche la partie antérieure de la colonne vésiculaire postérieure. Ce tractus, à cause de la position qu'il occupe, a été nommé *tractus intermedio-lateralis*. Il est constitué dans sa plus grande partie par des cellules *ovales, fusiformes, pyriformes* ou *triangulaires*, qui sont un peu plus petites, mais plus uniformes que celles des cornes antérieures. Dans la partie moyenne de la région dorsale, elles sont moins nombreuses que dans le reste de la moelle. Elles sont allongées aussi bien dans le sens transversal que dans le sens longitudinal, ou même antéro-postérieur ; elles envoient leurs prolongements, d'un côté, à la commissure transversale et au cordon latéral, et, de l'autre, aux cornes antérieure et postérieure.

« La portion latérale ou externe du *cervis cornu posterioris*, qui est comprise entre le tractus intermedio-lateralis et la *tête* de la corne est composée de fibres et de cellules nerveuses. Les fibres viennent des racines des nerfs et se dirigent en partie vers le cordon latéral, en partie en avant vers la corne antérieure en traversant le tractus intermedio lateralis. Les cellules, qui sont ordinairement d'un volume considérable, sont presque toutes fusiformes avec leur grand axe dans la direction des fibres ; elles donnent des prolongements très longs qui paraissent se continuer avec les fibres. Les cellules les plus externes de la colonne vésiculaire se mélangent graduellement avec celles dont nous venons de parler, de telle façon qu'il est presque impossible de déterminer la limite qui les sépare.

« A la région dorsale, les fibres qui entourent la colonne vésiculaire postérieure en avant et qui sont accompagnées par les prolongements des fibres qui viennent de la partie interne de cette colonne continuent leur trajet, en décrivant une courbe très élégante, pour atteindre le bord latéral de la substance grise, où quelques-unes *se continuent avec les cellules du tractus intermedio-lateralis, tandis que les autres traversent les cordons latéraux.*

« Le tractus intermedio-lateralis est plus considérable à la partie supérieure, qu'à la partie moyenne de la région dorsale. D'un côté, il s'étend plus dans le cordon latéral, et, de l'autre, en se dirigeant en dedans il traverse la substance grise tout près de la *colonne vésiculaire*. Les cellules les plus externes, ainsi que leurs prolongements ont une direction antéro-postérieure, *tandis que les plus internes sont allongées dans le sens de la commissure postérieure*, avec les fibres de laquelle *elles sont en continuité*. A mesure que le tractus est observé plus haut dans le renflement cervical, il disparaît graduellement, mais de même que dans la région dorsale, la partie latérale de la substance grise est traversée d'arrière en avant par des nombreuses fibres qui semblent en connexion avec les prolongements des cellules très allongées et de toute grandeur, parmi lesquelles on en voit quelques-unes qui ressemblent à *celles du tractus intermedio-lateralis*. *Les plus inférieures des racines du spinal* traversent cette portion latérale de la substance grise et se dirigent *en avant vers les cellules de la corne antérieure*.

« Dans la région qui correspond aux premières paires cervicales, on voit reparaître un tractus vésiculaire qui a la même position que le tractus intermedio-lateralis et qui est composé de cellules de la même forme.

« Ce tractus est traversé par quelques racines du spinal qui gagnent les cornes antérieures et contribuent à former avec le bords de la corne postérieure un élégant réseau. Les cellules sont triangulaires, ovales ou fusiformes : quelques-unes sont allongées dans le sens de la commissure transversale et vers la portion antérieure de la colonne vésiculaire postérieure ; d'autres s'étendent en dehors à travers les interstices du cordon latéral. *C'est là une raison de croire que ce tractus fait partie du tractus intermedio-lateralis*. Chez le mouton et le bœuf et probablement chez tous les mamifères, on trouve dans la même situation un groupe *spécial* de cellules ner-veuses, qui est traversé par les racines du spinal acces-soire ; ce groupe de cellules, en pénétrant dans le bulbe, se dirige en dedans derrière le canal central et contribue à former les noyaux d'origine des racines supérieures du spinal. On a vu aussi, chez ces annimaux, que les cellules du tractus intermedio lateralis ont une direction *lon-gitudinale* et qu'elles sont en rapport avec les *racines antérieures et postérieures* du spinal et du spinal accessoire ; on a vu aussi que ce dernier nerf s'étend en avant jusqu'aux cellules de la corne antérieure, qui envoient quelques prolongements longitudinaux ; *ces cellules de la corne antérieure sont atteintes par les racines postérieures, elles-mêmes.* »

Cette disposition se voit encore plus claire dans la des-cription faite par John Dean. C'est dans la moelle du chat surtout que cet auteur l'a étudiée.

Clarke à démontré que, tandis qu'une grande partie des racines supérieures du *spinal accessoire* et du *pneu-mogastrique s'avancent en dedans jusqu'aux noyaux respectifs de ces nerfs,* derrière le canal, une autre por-tion de ces mêmes nerfs se dirige en avant jusqu'au réseau vésiculaire, qui représente dans cette région les cornes antérieures. Il a démontré aussi que quelques-unes des *racines* du nerf *trifacial descendent longitudi-nalement à travers la tête de la corne postérieure,* entre les fibres transversales du nerf *vague ;* dans ce trajet, elles sont probablement mises en rapport avec les *centres respiratoires,* et, peut-être aussi, avec les cornes antérieures.

§ 3. — Telle est la description du tractus intermedio-lateralis dans la moelle. Clarke, Dean et Meynert ne donnent pas d'une manière claire, la description de ce tractus au moment de son passage de la moelle dans le bulbe. Nous allons voir que, d'après les recherches de M. Pierret, ce tractus, en se continuant dans le bulbe, éprouve un changement de direction.

Il existe dans le bulbe un faisceau rectiligne, longitudinal, qui est connu sousle nom de *colonne grêle*, de *faisceau solitaire* de Stilling (*Slender column* de Clarke). Cette colonne se continue en haut avec le nerf intermédiaire de Wrisberg et descend jusqu'au collet du bulbe. Elle est située entre les zones motrices et sensitives et a des connexions intimes avec les nerfs pneumogastriques spinal et glosso-pharyngien. M. Pierret a démontré, au moyen de coupes longitudinales du bulbe faites à l'état normal et pathologique, que cette colonne, en grande partie vaso-motrice, s'incurve au niveau de l'entre-croisement des pyramides, et, décrivant une courbe à convexité externe, se place aux côtés du spinal inférieur, puis elle reprend dans la moelle une situation analogue à celle qu'elle occupait dans le bulbe, c'est-à-dire intermédiaire, avec zones motrices et sensitives. Dans toute la hauteur de la moelle, elle reçoit des fibres arciformes émanant de noyaux connus sous le nom de *tractus intermedio-lateralis*, noyaux qui représentent (Pierret) des origines intra-médullaires du grand sympathique.

Pour Clarke, ce système ne serait qu'une agglomération des fibres et des cellules destinées à faciliter les mouvements respiratoires. C'est la réalisation du nerf respiratoire de Bell.

# CHAPITRE II

## PATHOGÉNIE



§ 1. — Est-il possible d'établir la pathogénie des troubles vaso-moteurs observés si fréquemment chez les tabétiques?

Nous n'hésitons pas à répondre par l'affirmative, tou<sup>t</sup> en convenant que l'hypothèse tient une certaine place dans les propositions qui vont suivre.

Il faut, si l'on veut avoir une idée claire des phénomènes à expliquer, s'attacher à la conception simple du tabes, tel que l'on tend à le comprendre aujourd'hui. Un système sensitif malade; des centres moteurs, le plus souvent sains, mais diversement impressionnés par les incitations que leur transmettent des fibres ou des cellules sensitives altérées. Tel est le bilan de l'ataxie locomotrice de Duchenne.

Aussi, lorsqu'il s'agit aujourd'hui de définir la nature de l'incoordination motrice, ne nous trouvons-nous plus en face que de théories très simples, impliquant toutes un état anormal de la contraction musculaire.

Ces théories rentrent facilement dans la formule suivante indiquée par M. Pierret. « Il s'agit, en somme, dans tout mouvement musculaire des leviers ou des mobiles (os, yeux, peau) mis en mouvement par des forces (muscles). Ces forces peuvent être réduites à deux, dont l'une détermine le mouvement, tandis que l'autre le modère; et sans chercher à savoir par quel mécanisme le phénomène se produit, on peut affirmer que lorsqu'un mouvement devient irrégulier, c'est que l'un des muscles antagonistes agit *trop* ou *trop peu*. Si le muscle directeur agit trop, le muscle modérateur devient momentanément insuffisant, l'action du premier n'est pas modérée et le mouvement qui se produit devient trop brusque. De même, si le muscle directeur restant normal, quant à sa contraction, trouve pour *certains mouvements son antagoniste* momentanément affaibli, ce mouvement du mobile s'exagère encore et il survient une brusque déviation dans le sens de l'action du muscle directeur relativement trop puissant. »

L'apparition de l'incoordination motrice semble donc devoir être attribuée tantôt à des insuffisances musculaires, tantôt à des spasmes intercurrents.

M. Onimus invoque ces derniers; M. Pierret, se basant sur l'observation clinique, invoque les défaillances musculaires, tout en reconnaissant l'existence des spasmes et des contractions dont il a le premier fourni l'explication.

M. Debove, à l'exemple de Lockhart Clarke, attribue l'incoordination motrice à la diminution du tonus musculaire. Ces insuffisances toniques qu'il rencontre chez la plupart des ataxiques n'auraient, pour M. Debove, rien de commun avec ces insuffisances motrices partielles reconnues par M. Pierret. C'est là une question de mots. Il ne nous convient pas de la discuter actuellement, bien qu'il nous soit impossible de ne pas faire remarquer que le tonus musculaire, phénomène variable, n'est, en somme, que la mise en action de la contractilité musculaire, et que son abolition ou son affaiblissement rentre en somme dans le groupe des parésies.

Quoi qu'il en soit, nous voyons, dans le cours du tabes, l'incoordination expliquée par des insuffisances motrices, par des spasmes, par l'affaiblissement du tonus musculaire. Il est vrai qu'il ne s'agit que des muscles striés, agents de la vie de relation.

§2. — Mais les organes splanchniques ne possèdent-ils pas des fibres musculaires ? ne sont-ils pas pourvus des fibres sensitives ? Ne voit-on pas aussi, et c'est là une transition toute naturelle, l'incitation normale ou pathologique des nerfs de la sensibilité générale se traduire quelquefois par des troubles moteurs localisés dans les vaisseaux, dans l'iris, etc.

Qui oserait pourtant exiger dans les muscles lisses dont la contraction est lente et paresseuse par essence quelque chose de comparable, même de loin, à ce qu'on appelle si improprement l'incoordination motrice. L'ataxie des vaisseaux, l'ataxie des organes splanchniques n'est et ne peut être autre chose qu'une succession de parésies ou de spasmes, de paralysies ou de contractures.

Ici encore, la loi fondamentale reste la même. Des nerfs sensitifs d'une aptitude un peu spéciale sont constamment le siège d'incitations sourdes ; ils transmettent sans cesse à des centres moteurs spécialisés des incitations qui assurent des mouvements réguliers, le plus souvent inconscients, alternatives de contraction et de repos. Ou s'il s'agit des vaisseaux des organes présidant à des sécrétions, ces mêmes nerfs président à des dilatations et des resserrements vasculaires qui caractérisent et assurent l'activité ou le repos des organes glandulaires. Dans l'étude physiologique et pathologique des muscles lisses, c'est donc à un couple sensitivo-moteur que l'on se trouve ramené. Les nerfs intéressés par le tabes sont tous des nerfs mixtes et le sympathique ne fait pas exception.

Les relations pathogéniques qui existent entre les incitations morbides sensitives du tabes et l'apparition d'insuffisances motrices, de parésies, d'atonies si l'on veut, de paralysies même, dans le domaine des muscles striés, n'est plus aujourd'hui mise en doute. M. Debove lui-même admet maintenant l'existence des hémiplégies motrices indiquées par Trousseau et décrites par M. Pierret. L'existence de contractures n'est pas non plus douteuse.

Celles-ci s'expliquent par une irritation transmise aux cellules des cornes antérieures et aux cordons latéraux. Celles-là, plus fréquemment observées, sont imputables à la même cause, c'est-à-dire à une action exercée par le système sensitif irrité sur les centres moteurs spinaux, bulbaires et même cérébraux.

Or, l'anatomie nous démontre qu'à côté même des deux grands systèmes, moteur et sensitif, il existe un autre système anatomique rendu mixte par l'union de ses deux éléments, moteur et sensitif. Situé sur les frontières des cornes antérieures et des postérieures, ce système dont le sympathique fait partie, subit quelquefois, non toujours, le contre-coup des révolutions qui se passent chez ses voisins. Il peut aussi être intéressé primitivement pendant l'évolution d'une maladie qui a pour caractère de s'attaquer à tous les modes de sensibilité.

Mais comme ce système mixte contient la majeure partie des filets du sympathique, on voit des phénomènes morbides douloureux ou moteurs s'accompagner de phénomènes vaso-moteurs et même secrétoires.

§ 3. — Ici peut se présenter une objection. Ces phénomènes vaso-moteurs dont nous démontrons la fréquence, ne pourraient-ils pas être imputés tout aussi bien à une altération des ganglions extra-spinaux du sympathique qu'à celle des trajets intra-spinaux du même nerf ?

Nous n'avons aucun parti pris contre cette hypothèse.

Mais si nous admettons, en effet, comme le fit M. Duchenne pendant quelque temps que le point de départ du tabes est une lésion primitive des ganglions du sympathique, l'explication des phénomènes vaso-moteurs trouverait dans cette lésion sa raison d'être. Seulement, si cette hypothèse était exacte, ne devrions-nous pas observer très fréquemment ces troubles vaso-moteurs ? Combien d'ataxiques, pourtant, ne présentent pas ces phénomènes, ou ne les présentent qu'à une période avancée de leur maladie.

Dernièrement MM. Raymond et Arthaud[1] ont publié le résumé d'un travail sur les altérations des ganglions du sympathique dans deux cas du tabes sensitif et nous croyons que dans l'avenir ces recherches pourront corroborer nos idées, que ces lésions soient primitives ou secondaires. Les altérations trouvées par ces observateurs consisteraient : 1° Dans l'atrophie des cellules et leur disparition; 2° dans la disparition des fibres de Remak et la dégénérescence de leurs noyaux. Ces mêmes altérations peuvent se trouver dans d'autres cas que dans le tabes et tout récemment, nous avons eu l'occasion de voir les préparations histologiques des ganglions malades provenant d'une femme aliénée et chez laquelle il n'y avait eu ni phénomène d'ataxie, ni aucun trouble trophique. Pour affirmer le rôle de l'altération des ganglions du sympathique dans la genèse de l'ataxie, comme l'a fait Duchenne, il faudrait que le nombre d'autopsies et des recherches cliniques soit considérable. Il en faudrait aussi beaucoup, pour établir, ou bien que la lésion, rare d'ailleurs, des ganglions sympathiques entraîne seule l'apparition des phénomènes vaso-moteurs et sécrétoires, que l'on observe chez les tabétiques, ou bien que cette lésion et ses conséquences sont ou ne sont pas sous la dépendance de l'altération médullaire que M. Pierret a décrite.

Nous connaissons les centres sensitifs médullaires et la relation intime de ces centres avec ceux qui représentent l'origine intra-médullaire du nerf grand sympathique. Nous savons aussi que les centres sensitifs sont atteints dans le tabes et qu'assez souvent la sclérose peut par pro-

---

[1] *Comptes rendus de la Société de biologie*, juillet, 1882.

pagation envahir les noyaux du sympathique. Nous avons vu les préparations sur lesquelles reposent les assertions de M. Pierret. Elles ne nous laissent aucun doute.

M. Demange [1], nous donne aussi l'autopsie d'un cas d'ataxie avec troubles vaso-moteurs et dans laquelle il a trouvé, à l'examen histologique du bulbe, une sclérose de tous les noyaux d'origine des nerfs mixtes, glosso - pharingien, pneumo-gastrique, spinal accessoire et des racines montantes du trijumeau. Nous ferons remarquer ici la relation que nous avons établie entre tous ces noyaux et la colonne vaso-motrice dans le bulbe.

Si on veut admettre avec nous que la lésion de ces centres médullaires et bulbaires du sympathique, chez les ataxiques, peut produire les troubles vaso-moteurs que nous avons trouvés dans nos recherches, nous verrons qu'il sera facile d'interpréter beaucoup d'autres troubles fonctionnels. Tous les tissus vasculaires ou non, se res-- sentiront directement ou indirectement de l'état de ces centres. Telle est effectivement la manière dont M. Buzzard [2] explique jusqu'à un certain point les arthophathies des ataxiques. Il nous fait remarquer la coïncidence de troubles gastriques avec les arthropathies, chez les tabétiques (sur 48 cas d'arthropathie il a trouvé 24 fois les troubles gastriques) et M. Buzzard incline à croire que les deux lésions peuvent s'expliquer par la même cause, une alté- ration des noyaux d'origine des nerfs bulbaires, voisins du pneumo-gastrique et de celui-ci lui-même. Cette ma- nière de voir est d'autant plus acceptable qu'elle nous

---

[1] *Revue de Médecine*, 1882.
[2] Thomas Buzzard, M. D. *Clinical lectures on diseases of the nervous system*, London, 1882.

permet d'expliquer d'autres phénomènes. Comment se produisent ces crises laryngiennes et bronchiques qui éprouvent les malades, si nous n'admettons pas la lésion du pneumo-gastrique ? même la fréquence du pouls qui est constante chez les tabétiques ne serait-elle pas aussi susceptible de la même explication ?

M. Westphal repousse l'opinion de M. Buzzard, quant à la relation entre les crises gastriques et les arthropathies. Il nous donne comme observation importante un cas d'arthropathie chez un tabétique. Son malade avait eu, treize ans auparavant, de la diplopie ; depuis des années aussi, il éprouvait une sensation continue de froid et d'engourdissement dans les membres inférieurs. Un certain jour, sans cause apparente, le genou droit se mit à gonfler. Ce gonflement se présentait sans douleur ni rougeur. Peu de temps après, le genou gauche fut envahi à son tour, et, dix mois plus tard, apparurent les symptômes de l'ataxie locomotrice confirmée. M. Westphal se demande si ces lésions articulaires sont sous la dépendance d'une altération des cellules trophiques des cornes antérieures comme le suppose M. Charcot ? Il prétend qu'on ne saurait l'affirmer d'une manière positive et c'est aussi l'opinion de M. Pierret.

L'opinion de Buzzard trouverait encore un appui dans celle de Seeligmüller qui est disposé, à rattacher les arthropathies des ataxiques à une lésion de la moelle allongée dans le voisinage des origines des nerfs vagues.

Nous ferons remarquer aussi que déjà l'idée d'une lésion du symphatique dans l'arthropathie avait été émise par M. Ball[1]. Cet auteur dit : « Il est peut-être intéressant

---

[1] Ball. *Gazette des Hôpitaux*, 1868.

de noter ici que, dans un quart des cas, des troubles
viscéraux liés à l'ataxie locomotrice progressive et paraissant dépendre d'une lésion du grand symphatique se
sont développés parallèlement aux accidents articulaires. »

Comme nous l'avons dit en commençant ce chapitre,
nous voyons que tous ces troubles de nutrition chez les
tabétiques peuvent être considérés comme liés les uns aux
autres et dépendant d'une même cause. Cette cause serait
pour nous une sclérose secondaire ou primitive des centres
vaso-moteurs, et provisoirement nous croyons prudent de
ne pas chercher comment agit cette lésion. Il est vrai que,
d'après ces principes, nous ne pouvons expliquer la plupart des lésions de nutrition dans les tissus, sans faire
intervenir la question de circulation. Mais comme elle
nous paraît suffisante pour interpréter les hypérémies,
les hypersécrétions sudorales, stomacales, intestinales, et
autres, même en laissant une certaine part au nerfs
sécrétoires, nous laissons aux nerfs trophiques la respon-
sabilité des troubles de nutrition dans la genèse desquels
l'apport des sucs nourriciers n'a rien à faire.

# CHAPITRE III

## DIAGNOSTIC



§ 1. — Nous allons considérer séparément les symptômes vaso-moteurs du tabes, en étudiant de préférence ceux que nous avons reconnus les plus fréquents et dont le diagnostic a, par conséquent, un plus grand intérêt clinique. Il reste bien entendu que si ces symptômes ne se présentent que pendant la période d'état de la maladie le diagnostic sera facile. Mais ils peuvent se présenter les premiers ou lorsque la maladie est encore mal caractérisée et alors il est très utile de les reconnaître pour établir aussitôt une thérapeutique rationnelle, arrêter la maladie ou empêcher au moins les souffrances des malades.

Nous établirons aussi les caractères spéciaux de ces troubles vaso-moteurs pour faire voir que nous ne rattachons pas toujours à une cause unique des phénomènes qui peuvent se présenter chez les tabétiques comme chez d'autres individus et qui peuvent dépendre des causes les plus diverses, milieu extérieur, alimentation, médication, etc.

Les symptômes que nous voulons décrire comme pouvant servir à faire le diagnostic du tabes ont pour caractère commun de ne pas être liés à une altération appréciable des organes dont la fonction est troublée. Ils se présentent d'une manière irrégulière, soit par accès éloignés, soit d'une manière continue. Dans ce dernier cas, ils peuvent être précédés ou non par des crises douloureuses.

Ces troubles morbides vaso-moteurs se montrent le plus souvent dans les organes pourvus de glandes. La *sialorrhée*, la *gastrorrhée*, la *diarrhée* et les *sudations anormales* ne sont pas rares chez les tabétiques et pour le moment nous nous arrêterons à ces phénomènes.

§ 2. *Sialorrhée.* — La sialorrhée tabétique se distingue de toute autre sécrétion salivaire par la manière pour ainsi dire brusque dont elle se présente. Les malades sont parfois surpris pendant leur sommeil et en se réveillant ils se trouvent mouillés par la salive. La quantité est variable et l'écoulement dure peu de temps pour disparaître complètement et sans laisser la moindre trace d'irritation de la muqueuse buccale. Au bout de quelques jours, elle reparaît et disparaît de la même manière. Nous avons observé cette sialorrhée chez deux malades et la seule expression de ceux-ci : il *coule comme d'une fontaine,* nous donne bien l'idée de la grande quantité de liquide éliminé. Cette sialorrhée se présente chez des individus qui n'ont pas subi de traitement mercuriel ou autre capable de la produire ; elle apparaît chez des personnes qui n'ont pas été soumises à l'intoxication saturnine et qui ne sont pas des aliénés. Tous ces caractères pouront nous mettre sur la voie du diagnostic.

Cependant il est possible qu'une lésion de la protubérance ou de l'écorce grise du cerveau puisse produire une sialorrhée abondante, mais dans ces cas il y a ordinairement beaucoup d'autres symptômes qui faciliteront le diagnostic. Du reste, la sialorrhée, dans les cas de lésion cérébrale, est moins abondante, relativement au temps, mais plus constante et aussi elle dépend en grande partie de ce que le malade n'avale pas sa salive, ce qui peut faire croire à une hypersécrétion qui n'existe pas toujours. Un autre caractère de la sialorrhée d'origine cérébrale est qu'elle n'a pas l'irrégularité ni la marche qu'elle a dans le tabes.

§ 3. *Gastrorrhée.* — La gastrorrhée est un autre trouble vaso-moteur et sécrétoire que nous avons trouvé assez souvent chez les ataxiques. Quand elle se présente au début de la maladie, avant tout autre symptôme, il est très difficile de diagnostiquer la cause qui la produit et c'est le plus fréquemment avec la gastrorrhée des alcooliques qu'il est possible de la confondre. Aussi la gastrorrhée tabétique a été souvent confondue, quand elle est accompagnée de vomissement de sang, avec un ulcère simple de l'estomac. Dans les travaux que nous avons consultés pour notre sujet nous avons trouvé plusieurs exemples d'erreurs de diagnostic. Et cependant l'ulcère

simple de l'estomac a des caractères vraiment distinctifs ;
ce sont la douleur et la nature des vomissements. Dans
les cas de tabes ces deux symptômes existent également,
mais ils diffèrent totalement. Dans l'ulcère de l'estomac,
la douleur occupe le creux épigastrique : elle est limitée
en un point toujours le même, et quand elle présente des
irradiations elle reste plus intense dans ce point même.
Avec cette douleur épigastrique, on observe très souvent
une douleur dorsale correspondante. Chez les tabétiques,
rien de tout cela ; la douleur est vague et même elle peut
manquer complètement, point de douleur dorsale correspondante. Nous parlons ici des cas de tabes un peu
frustres, sans nous occuper des véritables crises gastriques décrites par M. Charcot et dont le diagnostic est
plus facile. Un autre caractère différentiel entre les deux
lésions, c'est l'augmentation de la douleur par la pression, par l'ingestion de la moindre quantité d'aliment ;
dans les cas d'ulcère de l'estomac, les malades sont
constamment soumis à la diète. Chez les tabétiques
dont nous parlons, au contraire, l'alimentation n'a souvent aucune influence sur la douleur, si elle existe, et on
voit les malades manger toute espèce d'aliments avec
grand appétit dès que la crise a cessé. La nature du vomissement est bien différente dans les deux maladies : Dans
l'ulcère de l'estomac, les vomissements sont, en général,
composés de matières alimentaires, de bile et assez
souvent de sang en grande quantité ; ils accompagnent
toujours les accès douloureux ; c'est surtout après l'ingestion des aliments qu'il survient. Chez le tabétique, le
vomissement peut se présenter spontanément, sans cause
apparente, sans douleur ; la matière vomie est ordinai-

rement limpide, muqueuse ; parfois elle contient un peu de bile et de sang ; la quantité de liquide vomis est plus considérable que dans l'ulcère. Chez un tabétique, la quantité montait à l'énorme chiffre de 10 à 12 litres dans les vingt-quatre heures, et le vomissement était suivi d'une soif ardente.

Nous venons de dire que, dans le vomissement du tabétique, il y a rarement du sang. Quand il apparaît, c'est toujours à la fin de la crise ; ce qui paraît indiquer que sa présence est due aux efforts que fait le malade et non pas, comme dans l'ulcère de l'estomac, à l'ulcération de quelques vaisseaux.

Le simple vomissement, au début de l'ataxie, sera insuffisant dans la plupart des cas pour établir le diagnostic, car il peut se présenter dans d'autres maladies du système cérébro-spinal. Parmi ces maladies, nous comptons les lésions du cervelet, une lésion cérébrale, la paralysie spinale antérieure et quelquefois la sclérose en plaques.

Dans les lésions du cervelet, le diagnostic peut être d'autant plus difficile que, comme dans l'ataxie, il y a d'autres symptômes qui sont constants : de la céphalalgie, des vertiges, de l'irrégularité dans la marche, des troubles oculaires. Mais en comparant, on trouve quelques différences. Le vomissement se produit dans les maladies cérébelleuses sans être accompagné d'aucun effort d'expulsion ni de douleur. C'est surtout quand le malade fait un mouvement pour changer de position que le vomissement se produit, et il cesse quand le malade prend sa position première. Il s'accompagne de céphalalgie violente et les accès sont d'ordinaire plus fréquents que dans le cas de tabes ; il n'est jamais précédé ou suivi de crise douloureuse. Aussi l'irrégularité dans la marche du malade est différente dans les deux cas. L'ébriété cérébelleuse est caractéristique ; les malades oscillent dans un sens ou dans l'autre, en avant ou en arrière, et presque toujours du côté de la lésion du cervelet ; tandis que l'ataxique présente des mouvements brusques, saccadés et très rapides ; l'ataxique frappe souvent le sol du pied, ce qui ne se voit pas dans les maladies cérébelleuses.

Si le vomissement tient à une lésion cérébrale, on observe divers symptômes tels que troubles de l'intelligence, de l'hémiplégie, des paralysies diversement localisées et tenaces ; en outre, la marche de la maladie est différente.

Dans la paralysie spinale antérieure, le vomissement peut se présenter quand la maladie est avancée et le diagnostic est alors facile.

Le vomissement peut être le premier symptôme dans quelques cas de sclérose en plaques, ce qui s'explique facilement. Dans les *Comptes rendus de la Société de biologie*, nous trouvons un cas intéressant communiqué par M. Liouville. Il s'agit d'un malade chez lequel des troubles gastriques survinrent deux ans avant le tremblement et les autres symptômes de la sclérose en plaques. La malade fut tourmentée de douleurs épigastriques pendant trois mois. Elle ne pouvait manger sans être prise de vomissements ; les boissons aussi étaient rejetées. Plus tard, les signes de sclérose en plaques devinrent évidents. Chez cette malade, d'après ce qu'elle dit, l'affection se *serait déclarée par des vomissements de matières bilieuses, qui se prolongèrent pendant dix à quinze jours.*

A l'autopsie, M. Liouville trouva les lésions de sclérose en plaques ; mais elles *empiétaient, en plusieurs endroits, sur les cordons postérieurs.*

Nous arrivons enfin à l'hystérie. Cette névrose est assez souvent accompagnée de troubles gastriques et de vomissements semblables à ceux des tabétiques. L'âge, le tempérament, les symptômes du côté de l'ovaïre, les hémianesthésies, la sensation de boule, la sensibilité spéciale pourront aider au diagnostic. Mais le cas peut devenir excessivement difficile, l'hystérie et l'ataxie peuvent se présenter chez le même malade et les cas d'ataxie hystérique ne sont pas très rares. Dans ces cas, il faudra s'adresser aux antécédents et suivre la marche de la maladie, qui elle seule permettra de faire le diagnostic.

§ 4. *Diarrhée.* — Presque tous les malades dont nous donnons l'observation ont eu la diarrhée, soit seule, soit accompagnant d'autres troubles vaso-moteurs. Nous parlons, bien entendu, de la diarrhée tabétique.

Cette diarrhée se présente avec certains caractères qui la font distinguer de celle qui aurait pour cause une irritation intestinale. Elle apparaît soudainement, sans douleur épigastrique ou autre de l'abdomen, et indépendamment de l'alimentation. Elle dure quelques heures, parfois quelques jours, et puis elle disparaît aussi subitement, sans passer par cet état intermédiaire des diarrhées liées à des gastro-entérites ordinaires ; après quelques jours, elle reparaît avec les mêmes caractères. Pendant ces intervalles, les malades se portent bien et digèrent facilement toute espèce d'aliments. Quelquefois la diarrhée coïncide avec des crises douloureuses dans les jambes, ou, comme nous l'avons vu chez un malade, elle se présente le lendemain des fortes douleurs dans les jambes. Sa quantité est variable, parfois c'est une véritable diarrhée cholérique difficile à arrêter et qui emporte le malade. M. Vulpian cite un cas dans lequel les vomissements et la diarrhée cholériforme empêchaient toute alimentation. Le malade mourut dans une de ces crises. Il ajoute qu'à l'autopsie on ne trouva aucune lésion des viscères abdominaux, aucune altération du plexus solaire ou des nerfs qui en émanent.

Les matières glaireuses ou muqueuses que rendent les malades sont parfois mélangées de sang, et même on a observé de véritables hémorragies rectales abondantes (Straus), phénomène qui est à rapprocher de la présence du sang dans les vomissements.

§ 5. — *Sudations anormales et éruptions cutanées.* — Les troubles vaso-moteurs du côté de la peau sont assez communs. Plusieurs observateurs en ont déjà parlé. Ces troubles consistent tantôt dans une hypersécrétion générale ou locale de la sueur, tantôt dans une suppression complète. M. Pierret nous dit avoir observé dans le service de M. Gubler une malade chez laquelle apparaissait de temps en temps une sudation de toute une moitié du corps ; l'autre moitié restait sèche. Nous avons observé un malade chez lequel il existait une disparition des sueurs aux jambes. Nous nous occuperons de ce cas dans l'observation II. Ces troubles sécrétoires cependant n'ont rien de caractéristique pour établir le diagnostic du tabes.

Plus fréquentes que ces anomalies de sécrétion sont les éruptions de la peau sur lesquelles M. Charcot a fait une étude complète *(Leçons sur les maladies des centres ner-veux)*. Quelques-unes de ces éruptions, considérées tantôt comme troubles trophiques, tantôt comme vaso-moteurs, peuvent admettre sans doute la même explication que nous avons donnée pour les autres troubles vaso-moteurs.

Quand elles se présentent au début de la maladie, ce qui est très rare, le diagnostic peut devenir très embarrassant. Peut-être pourrait-on dire que ces éruptions n'ont tout à fait ni la forme ni l'intensité des dermatoses ordinaires; aussi leur marche est-elle différente. Elles apparaissent et disparaissent d'une manière irrégulière, soit pendant les crises douloureuses, soit indépendamment de celles-ci.

Nous ne pouvons pas nous arrêter à considérer chacune de ces éruptions, seulement nous en parlerons un peu plus loin à propos des observations.

# CHAPITRE IV



## OBSERVATION I

— INÉDITE —

*Ataxie locomotrice. — Diarrhée. — Sialorrhée.* — Péquignot
(Pierre-Philibert), né à Frahice (Saône-et-Loire), demeurant à
Lyon, manœuvre, âgé de soixante et onze ans, entre, le 16 août 1882,
à l'hôpital de la Croix-Rousse, salle Saint-Pothin, n° 38. Service
de M. le Dr VINAY. L'observation, recueillie avec M. Polosson,
interne du service, dit :

Pas de syphilis, ni d'alcoolisme. Le malade n'a pas eu de maladies sérieuses antérieurement à celle qui l'amène à l'hôpital.

Depuis vingt ans environ, douleurs dans les deux jambes ; ces
douleurs se montrent l'été et l'hiver ; elles sont plus vives l'hiver,
au dire du malade ; elles ne sont pas continues, se montrent par
élancements et siègent dans les genoux, les jambes et les pieds.

Depuis plusieurs années, le malade ne marche qu'avec beaucoup
de peine et d'une manière hésitante. Il jette les jambes de côté, au
moment où il veut les avancer. Il a de la peine à se tenir debout,
les jambes rapprochées ; quand il ferme les yeux, il titube d'une

manière très prononcée. Il ne sent pas le sol ferme, il lui semble parfois qu'il marche sur quelque chose de mou. Quand le malade est au lit, il a continuellement de petits mouvements involontaires des pieds.

La sensibilité est altérée aux deux pieds et aux jambes. L'anesthésie est évidente, mais peu prononcée ; le malade ne sent pas le frottement léger de la tête d'une épingle, mais il perçoit la moindre piqûre. Dans la partie inférieure des jambes et dans les pieds, il y a un retard très prononcé de la sensibilité, le retard égale au moins deux secondes. De plus, le malade se trompe souvent de plusieurs centimètres quand on lui demande de toucher le point qui a été piqué.

Pas de troubles du mouvement ni de la sensibilité dans les membres supérieurs.

Jamais de troubles oculaires.

Le malade présente sur la face des *taches rouges* irrégulièrement arrondies de 2 ou 3 centimètres de diamètre. Ces taches siègent principalement sur le bord droit de la mâchoire inférieure, sur le bord interne de l'orbite du côté droit et sur la face gauche du nez. Ces taches existent depuis dix ou quinze ans ; elles sont plus ou moins vives suivant les périodes, mais elles n'ont jamais disparu complètement ; elles n'ont jamais été le siège d'aucun suintement, d'aucune desquamation épidermique, d'aucune cuisson, d'aucune démangeaison ; leurs bords sont assez nets.

Depuis la même époque, *plaque rouge* de 5 centimètres de diamètre, au-dessus du poignet droit ; cette plaque ne présente aucune desquamation. Rougeur et desquamation de la paume de la main droite. Le malade est souvent obligé, par sa profession, de tremper les mains dans des bains de benzine et bien que sa main gauche y soit plus souvent plongée que la droite, elle ne présente aucune altération.

Le malade présente aussi à la face interne des articulations métatarso-phalangiennes des premiers orteils, des productions cornées avec une petite ulcération suintante à leur centre. Ces durillons qui existent depuis plusieurs années sont parfois le siège de douleurs très vives. Il est à noter que le malade ne porte presque jamais que des sabots et des chaussons.

Depuis cinq ou six ans, *diarrhée tous les cinq ou six jours ; le malade a remarqué que ces diarrhées succèdent aux jours où les crises sont les plus douloureuses. Selles séreuses abondantes.*

Depuis trois ou quatre ans, le malade a eu, à des intervalles variables (environ dix fois en tout), *des écoulements de liquide clair analogue à de la salive, se faisant par la bouche, sans toux et sans effort de vomissements.* Le malade dit qu'il n'a qu'à ouvrir la bouche et « *l'eau en coule comme d'une fontaine* ». Il a signalé ce phénomène sans qu'on le lui ait demandé. L'écoulement salivaire dure en moyenne un quart d'heure et est égal à 200 ou 300 grammes.

A part les diarrhées signalées, les fonctions digestives sont en bon état.

Depuis cinq ou six mois, le malade tousse et crache. La percussion de la poitrine montre une exagération de la sonorité surtout en avant, ainsi qu'une diminution de la matité précordiale. A l'auscultation, on constate de la diminution du murmure vésiculaire, de l'expiration prolongée et des râles sonores dans la moitié inférieure des deux poumons en avant et en arrière.

Le cœur ne présente rien d'anormal.

1er *septembre.* — A neuf heures du matin, le malade dit qu'il a eu *six ou sept selles diarrhéiques dans la matinée ; la veille, les douleurs fulgurantes aux jambes avaient été plus intenses que d'habitude.*

10 *sept.* — *Hier, douleurs fulgurantes très violentes ; ce matin, dix selles diarrhéiques avant la visite.*

On fait au malade une injection de 1 centigramme de pilocarpine, on constate qu'il transpire sur tout le tronc et sur les membres supérieurs et inférieurs. La transpiration est moins forte sur les membres inférieurs que dans les membres supérieurs, mais elle est encore très prononcée.

11 *sept.* — Le malade prétend qu'il lui arrive assez fréquemment, depuis son entrée à l'hôpital, de perdre ses urines sans

s'en apercevoir. Il constate seulement le fait en voyant sa chemise mouillée.

Pas d'albumine dans les urines.

## OBSERVATION II

— INÉDITE —

*Ataxie locomotrice. (Absence de sueurs dans la moitié inférieure du corps.)*

Chatanay (Georges), né à Cailloux-sous-Fontaine, demeurant à Lyon, tisseur en sparterie (auparavant veloutier), âgé de cinquante-trois ans. Entré le 28 août 1882 à l'hôpital de la Croix-Rousse, salle Saint-Pothin, n° 46. Service de M. le Dr VINAY. Nous avons examiné le malade avec M. A. Pollosson, interne du service.

Antérieurement à la maladie actuelle, le malade a toujours joui d'une bonne santé ; il n'a jamais eu, affirme-t-il, d'habitudes alcooliques.

Il y a vingt ans, il contracta un chancre du gland qui a laissé une cicatrice déprimée très nette, de la largeur d'une pièce de cinquante centimes. Ce chancre fut accompagné d'un bubon suppuré de l'aine droite. Le malade prétend n'avoir jamais eu, consécutivement au chancre, d'accidents constitutionnels.

Il s'est marié quatre ans après le chancre et a eu trois enfants, tous vivants.

Sa femme n'a jamais eu de fausses couches.

Depuis quinze ans, le malade est sujet à des douleurs fulgurantes dans les membres inférieurs ; il compare ces douleurs à celles que produirait un couteau enfoncé dans les chairs. Ces douleurs se montrent, en général, pendant quelques heures, à des intervalles de quinze jours à un mois.

Depuis trois mois, le malade est fortement gêné dans la marche ; il jette les jambes de côté et d'autre ; il ne peut pas se tenir debout sans appui lorsqu'il rapproche les pieds, quand bien même il a les yeux ouverts. Il a encore plus de peine à garder l'équilibre lorsqu'il ferme les yeux.

Il sent le parquet solide sous ses pieds, mais lorsqu'il a marché un moment, il lui semble, dit-il, que ses pieds s'enfoncent.

La sensibilité des pieds est un peu altérée sur le pied gauche, le malade ne sent pas toujours les frottements de la tête de l'épingle ; lorsqu'il les sent, il ne les rapporte pas toujours à leur véritable siège. Il y a un léger retard de la sensibilité.

Dans le petit doigt et l'annulaire des deux côtés, le malade éprouve depuis trois mois des engourdissements et des raideurs ; il n'y a jamais eu de douleurs ; il n'y a pas la moindre anesthésie dans ces points.

Jamais de troubles oculaires. Jamais de diplopie.

Les pupilles sont plus contractées que normalement.

Jamais de crises gastriques, ni de vomissements, ni de diarrhée, ni de salivation abondante.

*Le malade affirme que depuis trois mois il ne transpire pas dans les membres inférieurs et dans la partie sous-ombilicale du tronc, tandis qu'il transpire dans les parties supérieures.*

Le 30 août 1882, on fait une injection de 5 milligrammes de pilocarpine ; sueurs abondantes dans la moitié supérieure du corps, pas de sueurs dans les parties inférieures.

Le 2 septembre, on fait une seconde injection de 1 centigramme de pilocarpine. Le malade transpire abondamment dans la moitié supérieure du corps, il a de la moiteur dans la région inférieure du ventre et aussi un peu sur les cuisses, mais les jambes et les pieds restent absolument secs.

Deux autres malades, pris pour terme de comparaison, et auxquels on a fait une injection semblable, transpirent d'une façon égale dans les quatre membres et dans la partie supérieure et inférieure du tronc.

Pas d'albumine dans les urines.

Remarque. — Cette observation présente un grand intérêt. Le malade ne transpire pas aux jambes et cette sécheresse de la peau, depuis quelque temps, il l'avait si bien remarquée, qu'à sa rentrée dans le service c'est une des premières choses qu'il ait dites sans qu'on le lui deman-dât. Du reste, chez presque tous les ataxiques que nous avons examinés, nous avons trouvé qu'ils se plaignent souvent de froid aux pieds et de sécheresse de la peau.

Comment expliquer la disparition des sueurs chez notre malade ?

Sans vouloir nous arrêter longtemps à examiner la question des fonctions des glandes sudoripares, nous allons d'abord exposer quelques données physiologiques.

D'après quelques expérimentateurs, la circulation est tout à fait étrangère à la sécrétion sudorale. Luchsinger provoque la sudation après la ligature des vaisseaux d'un membre et même vingt minutes après l'amputation du membre. D'après lui, la sueur, à l'état normal ou patholo-gique, ne se produit que par une influence nerveuse directe. Il paraît qu'il existe des fibres excito-sudorales qui viennent directement de la moelle (Vulpian).

La disposition de l'appareil sudoral, dit M. Bouveret, dans sa thèse d'agrégation, est comparable à celle de l'appareil vaso-moteur ; l'un et l'autre paraissent cons-titués sur le même type, mais ils ne se confondent pas, puisque l'observation et l'expérimentation démontrent que les actions sudorales et les actions vasculaires peuvent être généralement distinctes.

Nous admettons assez volontiers l'existence de centres sudoraux et sécrétoires dans la moelle et nous accordons aux cellules glandulaires une propriété de sécrétion mise en jeu par l'excitation de ces centres. Mais ce qui nous paraît difficile à admettre, c'est le fonctionnement des tissus glandulaires en dehors de toutes intervention de la circulation. Cette indépendance qu'on a voulu établir entre les deux systèmes sécrétoire et circulatoire, quoique admise par quelques physiologistes, n'est pas encore bien démontrée. Les expériences de laboratoire, la sécrétion d'une glande séparée de l'animal, les phénomènes sécrétoires observés après la ligature des vaisseaux, ne sont pas complètement applicables aux sécrétions physiologiques et surtout aux sécrétions morbides excessives. Dans ces expériences, on produit, il est vrai, une sécrétion pendant quelques moments, peut-être pendant que la glande contient encore dans ses éléments une certaine quantité des matériaux qui fournissent aux cellules sécrétoires des éléments de production ; cette sécrétion non alimentée disparaît bientôt. Chez l'être vivant la sécrétion est un phénomène durable et à mesure qu'elle se fait, le sang apporte des nouveaux éléments pour remplacer ceux qui ont été employés. Quand un malade nous donne 1.000 à 1.500 grammes de salive dans l'espace de quelques heures, pouvons-nous dire que cette quantité provient du travail de la cellule sécrétoire toute seule ? Évidemment non, et quoique l'on puisse dire, à l'encontre, que la sécrétion d'une glande augmente quand la circulation est plus active et diminue quand la circulation faiblit.

Mais revenons à notre malade. Pour voie d'expérience, nous lui avons injecté, deux fois, une certaine quantité de pilocarpine : 5 milligrammes la première fois, 1 centigramme la seconde, et nous avons obtenu le résultat que, d'après les idées que nous avons sur les vaso-moteurs, nous étions en droit d'attendre. La malade a transpiré abondamment partout, sauf dans les jambes, qui restaient comme avant l'injection.

Admettrions-nous, pour expliquer cette absence des sueurs, que l'appareil sudoripare des jambes chez ce tabétique est assez troublé dans son fonctionnement, pour que même la pilocarpine, qui d'après MM. Gubler et Straus agit directement sur l'élément glandulaire, soit incapable d'éveiller son activité sécrétoire ? Ou ce phénomène dépend-il d'une cessation d'action des nerfs sécrétoires? Ou encore la disparition des sueurs résulte-t-elle d'une constriction des vaisseaux glandulaires ?

Nous croyons qu'il est difficile de répondre à ces questions, et c'est avec une certaine réserve que nous acceptons pour le moment la troisième hypothèse, que la disparition des sueurs dépende d'une constriction des vaisseaux, consécutive probablement à une lésion des centres vaso-moteurs.

### OBSERVATION III

*(Inédite)*

— Communiquée par M. le D' R. Tripier. —

*Tabes dorsalis. — Vomissements. — Salivation abondante.*

Hôtel-Dieu de Lyon, salle Saint-Jean, n° 134. Service de M. R. Tripier.

M^me Marguerite Martin, âgée de quarante-six ans, entre dans le service le 18 mars 1882.

*Antécédents.* — Mère morte à soixante-neuf ans, père vivant; douze frères, six morts; les autres sont en bonne santé. Menstruation régulière; ménopause, il y a deux ans. Pas d'antécédents pathologiques jusqu'à l'âge de trente-six ans. A ce moment, elle *se mit à vomir, sans cause connue ; ces vomissements survenaient indifféremment le matin ou le soir*, s'accompagnaient de douleurs épigastriques vives, quelquefois persistaient pendant huit ou dix jours et cessaient ensuite pendant un certain temps. *Le liquide vomis était clair et abondant.* Elle a vomi depuis cette époque, n'ayant au maximum que quinze ou vingt jours de repos. Elle a été traitée pour une gastrite à la salle Sainte-Marie, il y a dix-huit mois. Pas d'amélioration. Il y a deux ou trois mois qu'elle a commencé à éprouver de la gêne dans la marche ; elle dit que souvent, le matin, elle vacille sur ses jambes comme une personne ivre ; en montant un escalier, elle a beaucoup de peine à éviter que l'un de ses pieds n'embarrasse pas l'autre. Elle éprouvait des douleurs lancinantes, dans les membres inférieurs surtout, s'accompagnant de fourmillements. Elle est venue parce qu'elle vomit et parce qu'elle ne peut pas marcher ; ses jambes sont raides.

*État actuel.* — Langue normale ; appétit un peu diminué ; *salivation très abondante ;* il y a une huitaine de jours que les vomissements ne sont pas revenus ; douleurs épigastriques et douleurs en ceinture ; membres inférieurs ne présentent pas de résistance ; pas de trépidation plantaire ou rotulienne ; pas de réflexe tendineux. La malade exécute au lit tous les mouvements qu'on lui demande. Sensibilité plutôt exagérée, sensation subjective de *froid* et des fourmillements dans les membres vifs. Si on fait marcher la malade, elle vacille, et on voit que ses pieds ne se posent pas d'une façon ordonnée ; elle ne peut pas se tenir debout les pieds joints, les yeux fermés.

Rien à l'auscultation du cœur ; rien aux poumons. Pas de sucre ni d'albumine dans ses urines.

## OBSERVATION IV

*(Inédite)*

— Communiquée par M. le D<sup>r</sup> R. Tripier —

*Ataxie locomotrice.* — *Diarrhée.* — M. R..., soixante-cinq ans. A cinquante ans, paralysie du moteur oculaire commun gauche, que l'on attribua à une syphilis probable vers l'âge de vingt ans. Il fut alors traité par les anti-syphilitiques. Guérison. Cependant la diplopie survenait de temps en temps, surtout sous l'influence de la fatigue.

A soixante-deux ans, début de l'ataxie locomotrice dans les membres inférieurs qui sont en même temps affaiblis. Ils sont le siège des troubles de la sensibilité; anesthésie bien marquée; douleurs fulgurantes. Dans l'espace de cinq ou six mois, progrès rapide de la maladie ; au bout d'un an, à partir du début, impossibilité pour le malade de descendre ses escaliers. Suppression du réflexe tendineux. Pendant un an, la maladie continue en progressant avec troubles de l'innervation.

*Diarrhée fréquente,* au moindre écart de régime et depuis plusieurs années. Perte de la vue dans l'espace de quelques semaines par atrophie des papilles. Puis aggravation toujours progressive de la maladie, incontinence d'urine, *tendance à la diarrhée, et diarrhée fréquente.* Persistance des douleurs fulgurantes.

Le 8 août 1882, le malade est pris d'une *diarrhée intense*, avec celles très abondantes, qui résiste à tout traitement. Dès le deuxième jour, le malade est obligé de tenir le lit. Il s'affaiblit rapidement et les selles deviennent involontaires. Le malade ne prend que des boissons froides, même qu'il vomit souvent. Il conserve sa connaissance et remarque que les douleurs fulgurantes qu'il avait au début ont complètement *disparu depuis que la diarrhée s'est établie.*

L'affaiblissement du malade augmente progressivement, de telle sorte qu'il succombe après quinze jours *d'une diarrhée persistante* que rien ne pouvait arrêter.


## OBSERVATION V

*(Inédite)*

— COMMUNIQUÉE PAR M. LE D$^r$ R. TRIPIER —


*Ataxie locomotrice. — Diarrhée persistante. — Salivation abondante.*


M$^{me}$ X ..., quarante-quatre ans, mariée à vingt-deux ans, a contracté la syphilis au début de son mariage. Elle fait remonter le début de sa maladie à une quinzaine d'années ; mais pendant les premières années, elle n'éprouva que des douleurs fulgurantes de loin en loin dans les membres inférieurs. Il y a sept ans qu'elle a commencé à ressentir quelques troubles de la motilité qui ont toujours augmenté graduellement d'intensité pendant quatre ans, pour devenir à peu près stationnaires depuis cette époque. Toujours est-il que depuis trois ans que nous suivons la malade, nous la voyons avec une ataxie très prononcée des membres inférieurs, l'obligeant pour marcher à se servir d'une canne et du secours de quelqu'un. Il lui est absolument impossible de marcher dans l'obscurité. Le réflexe rotulien est aboli. Il existe une diminution de la sensibilité des membres inférieurs. Les membres supérieurs ne sont pas indemnes ; la sensibilité est altérée et la malade ne peut pas saisir les petits objets, surtout de la main droite. Il y a trois ans, lors de notre premier examen, le malade avait une *diarrhée persistante* depuis un an, qui a disparu dans l'espace d'un mois sous l'influence des antidiarrhéiques et surtout d'un régime *ad hoc*. La malade éprouvait aussi, à cette époque, des *démangeaisons* vulvaires excessivement pénibles qui ont persisté pendant plusieurs mois. Depuis quatre ans, elle n'a pas.vu ses règles. Depuis huit mois, les démangeaisons n'ont pas reparu. Les douleurs fulgurantes, il y a trois ans, n'apparaissent que de loin en loin et faiblement; elle se plaint surtout d'une douleur assez persistante dans la région lombaire. La malade a eu à plusieurs reprises une *salivation abondante* la nuit, *surtout quand il avait une exacerbation dans ses douleurs.*

## OBSERVATION VI

*(Inédite)*

— COMMUNIQUÉE PAR M. LE Dr R. TRIPIER —

*Ataxie locomotriee. — Diarrhée permanente. — Sialorrhée.*

M<sup>me</sup> X..., trente-huit ans, examinée en septembre 1882, nous dit avoir la syphilis il y a dix-huit ans (à l'âge de vingt ans).

Elle présente une ataxie locomotrice des membres inférieurs très caractérisée depuis cinq mois, mais dont les premiers troubles remontent à cinq ans. La malade ne peut guère marcher avec une canne et il lui faut encore l'aide de quelqu'un. Elle lance ses jambes en les écartant et en les fixant fortement dans l'extension. Abolition du réflexe rotulien. La vue est indispensable pour la marche. Les troubles de la sensibilité sont très prononcés; ils consistent dans une diminution de la sensiblité au niveau des membres inférieurs et dans des douleurs fulgurantes revenant fréquemment et parfois avec beaucoup d'intensité. Ce sont ces douleurs qui ont marqué le début de la maladie, il y a cinq ans. Il y a trois ans, elle a commencé à avoir fréquemment de la *diarrhée;* puis celle-ci est devenue *permanente* et *assez abondante.* Elle disparaît quelquefois sous l'influence d'un traitement rationnel pour reparaître bientôt. Enfin la diarrhée existait encore quand sont apparus les premiers troubles de motilité qui depuis un an existent à peu près au même degré. La malade nous dit aussi qu'en dormant elle *mouille* souvent son oreiller au voisinage de sa bouche. Mais lorsqu'elle est éveillée, il n'existe ni salivation, ni vomissements, ni aucun trouble de même nature.

Menstruation régulière, mais peu abondante.

## OBSERVATION VII

*(Inédite)*

— Due a l'obligeance de M. le D<sup>r</sup> Tripier —

— Résumé —

*Ataxie locomotrice. — Diarrhée.* — Philippe Giraud, né à Artas (Isére), demeurant à Lyon, profession de tisseur, âgé de quarante et un ans, entré le 15 mars 1875 à l'Hôtel-Dieu de Lyon, salle Saint-Charles, n° 72, service de M. le docteur Raymond Tripier, avec le diagnostic de « sclérose des cordons postérieurs ».

*A la même époque, apparurent des douleurs en ceinture qui, chaque fois qu'elles se montraient, produisaient de la diarrhée, symptômes qui durent encore.* Cet état resta station-naire pendant trois ans.

Les symptômes qu'il présente aujourd'hui sont surtout accusés depuis deux ans. C'est à cette époque que remonte l'incertitude dans la marche et l'impossibilité de progresser sans le secours de la vue.

A la même époque, les douleurs fulgurantes ont peu à peu disparu. *Les douleurs de ceinture ont persisté, accompagnées de diarrhée chaque fois qu'elles apparaissaient.* En même temps, le malade éprouvait de temps à autre de violentes dou-leurs pongitives dans le rectum ; ces douleurs arrivaient subi-tement, ne duraient qu'un temps très court et étaient très pénibles.

## OBSERVATION VIII

— Empruntée a la thèse de M. Arthur Edward, Paris 1868 —

— Résumé —

*Ataxie locomotrice. — Éruption d'urticaire. — Diarrhée.*

Millet (Jeanne), cinquante-sept ans (veuve Lefèvre), couturière, née à Besthel (Ardennes), entrée le 22 septembre 1852, à la Salpêtrière, salle Saint-Alexandre, n° 28, service de M. Charcot.

La maladie actuelle a débuté, il y a sept ans, par des fourmillements dans les membres. Depuis deux ans la malade ne peut plus marcher seule ; elle est obligée de se servir d'un bâton et de s'appuyer sur le bras d'une personne. Ses enfants sont tous morts, sauf une fille de trente-six ans. Dans ses antécédents, pas de maladies nerveuses.

*Le 11 octobre.* — Apparition de *taches d'urticaire* aux jambes, *formications*. Deux pilules de nitrate d'argent.

*Le 12 oct.* — Vers trois heures de l'après-midi, *démangeaison* sur la région des reins, les cuisses, après apparition de *papules d'urticaire*. A sept heures du soir, sensation de feu et de tiraillements par éclairs, partant du gros orteil, remontant de tous les membres jusqu'au dos et exasperée de douleurs en ceinture. Elle accuse aussi des douleurs lancinantes au cou, à la face, autour des yeux, de la bouche, et dit avoir quelques maux d'estomac.

*Le 14 oct.* — Deux pilules. Prétend que, quand elle marche, elle sent un peu plus de fermeté dans les pieds. Hier au soir, entre sept heures et minuit, sentiment de *formication* siégeant à la plante et sur le dos du pied, autour de l'articulation tibiotarsienne, aux jarrets, aux aines, sur le poignet, au dos de la main et des doigts, sur l'omophate gauche, le menton ; cette *for-*

*mication* s'accompagne aussi d'une *éruption papuleuse tous les matins*.

*Le 15 oct.* — *Démangeaison* dans la région lombaire, autour des chevilles; le soir, agitation, insomnie, de neuf heures à quatre heures du matin. Deux pilules.

*Le 16 oct. Examen ophtalmoscopique.* — On constate qu'il y a diplopie, ce qui existe depuis deux ans: la paupière gauche est tombante et l'œil gauche voit moins bien. Les papilles sont normales; il y a un peu de paralysie du droit externe. Par la belladone, il n'y a pas eu de dilatation de la pupille.

Il y a eu hier moins de démangeaison dans les jambes; mais dans le dos, sur les mains, elles ont été très intenses et *accompagnées de plaques d'urticaire*.

La sensibilité paraît être moins obtuse sur la poitrine et sur le dos, dans les points où il y avait anesthésie.

Elle dit qu'elle marche un peu mieux, et il semble, en effet, que cela soit.

*Le 17 oct.* — Deux pilules. On a fait lever ce matin la malade et l'on a remarqué: 1° que soutenue très légèrement par deux personnes, les jambes sont beaucoup moins fortement lancées en avant; 2° que les yeux étant fermés uniquement pendant la marche, la malade ne s'affaise plus tout à coup sur elle, comme elle le faisait autrefois. Sous ce rapport, il y a amélioration très évidente. Les démangeaisons ont été vives cette nuit, elles ont empêché le sommeil. Il y a ce matin encore une *éruption papuleuse* sur la face interne des cuisses, qui se développe pendant la démangeaison. Il y a eu des crampes dans les extrémités inférieures.

*Le 19 oct.* — *Démangeaisons* extrêmement intenses depuis onze heures du soir jusqu'à deux heures du matin. Même état de la marche.

*Le 20 oct.* — N'a pas senti hier de démangeaison a dormi toute la nuit, a uriné trois ou quatre fois. Va à la selle très facilement tous les jours, ce qui n'avait pas lieu avant le début du traitement.

*Le 21 oct.* — *Dévoiement cinq ou six fois.*

*Le 23 oct.* — Dévoiement arrêté, démangeaison aux pieds et aux jambes; a bien dormi.

*Le 25 oct.* — On observe que les démangeaisons sont moins fortes que d'habitude, de plus, douleurs d'estomac qui diminuent par la nourriture. La *diarrhée* a reparu ce matin.

*Le 26 oct.* — Depuis hier, vers midi, la malade a mangé avec un peu d'appétit. Elle éprouve des démangeaisons très fortes et générales vers trois heures, et ces démangeaisons sont revenues la nuit, vers huit heures. Elle paraît avoir eu de la fièvre. Ce matin elle se trouve très nerveuse, agitée. Le *pouls rapide*. La diarrhée est supprimée depuis hier matin. Elle dit qu'elle sent que ça la serre à la base de la poitrine, comme si la poitrine était comprimée par une planche. Douleurs lancinantes sur le devant de la poitrine. On ne lui donne qu'une pilule par jour.

*Le 27 oct.* — L'état fébrile a persisté. Le matin, langue blanche, peau chaude, pouls fréquent. Insomnie. Douleurs lancinantes sur la partie antérieure de la poitrine, le dos, les jambes. Hier, toute la journée, *face vultueuse, rouge, cuisson dans les yeux*, pas de démangeaisons. Pilules sont suspendues.

*4 mars.* — La langue est blanche (deux verres d'eau de Sedlitz), elle n'a plus ces violentes douleurs, ni ces soubresauts, mais seulement des *démangeaisons sur le corps et sur la face*.

## OBSERVATION IX

— Petit-Jean, Thèse de Paris. —

— Résumé —

*Ataxie locomotrice. — Vomissements aqueux. — Salivation.*

Le nommé Luc (Henri), âgé de vingt-six ans, serrurier, entre le 20 janvier 1873, à la Charité, salle Saint-Jean-de-Dieu, n° 26, service de M. Bouchard.

En 1871, après la guerre, douleurs comme des coups de lance, qui partaient de l'épigastre et du cœur, s'irradiaient dans les épaules, les reins et les aines. Le malade fut pris pour la première fois de *vomissements aqueux*, et cela à trois reprises différentes de quinze en quinze jours. Pendant ces accès, les douleurs épigastriques s'exagéraient, et après quarante-huit heures, tout cessait comme par enchantement.

Il resta pendant trois mois dans le service de M. G. Sée, où il était soigné pour *un ulcère de l'estomac ;* chaque semaine *nouveaux vomissements*, précédés de douleurs fulgurantes.

*État actuel.* — Le 23 juin 1874. — Cet homme est d'une taille ordinaire, bien musclé, d'un embompoint normal. Ce qui, tout d'abord attire l'attention, ce sont les phénomènes du côté de l'estomac : *vomissements* revenant à des intervalles de trois semaines environ et durant, douze, vingt-quatre ou trente-six heures. *Toujours aqueux au début* et sur la fin de l'accès, souvent noirâtres. Les vomissements sont accompagnés de douleurs des reins, de douleurs fulgurantes dans le tronc et dans les jambes. La crise cesse tout à coup et l'appétit est excellent. Constipation. Le 7 juillet, à la visite du matin, le malade éprouve beaucoup de malaise, de céphalalgie. *A chaque instant il crache de la salive mélangée à un liquide filant et incolore.* Face rouge et grippée par moments.

Le 8. — La crise a commencé hier à dix heures du matin. Du lait ingéré deux heures auparavaut fut d'abord expulsé et bientôt *suivi d'un liquide très clair de la valeur de deux crachoirs. Les douleurs de la veille avaient augmenté; les vomissements, très pénibles, étaient incessants.* Enfin, *à deux heures de l'après-midi début des vomissements bilieux et noirâtres.* La crise ne s'arrêta qu'à dix heures du soir.

### OBSERVATION X



*Ataxie locomotrice. — Vomissement. — Diarrhée*

Mén... (Marie), quarante-six ans, couturière en bijoux, née à Saint-Germain-de-Vaux (Manche), est entrée le 4 juillet 1865, à la Salpêtrière, salle Cécile, 6, service de M. CHARCOT.

Cette malade venait de l'hôpital Saint-Antoine, où elle était restée neuf mois dans le service de notre excellent maître, M. AXENFELD, où, en 1864, nous avons recueilli les détails qui suivent.

*Antécédents.* — Pas d'accidents scrofuleux ni convulsifs dans l'enfance; varioloïde à sept ans. Réglée à dix ans, sans autres phénomènes que quelques douleurs et de la fatigue dans les membres inférieurs. La menstruation, dès le début, a été régulière, et ne s'accompagnait d'aucune souffrance dans le ventre ou la région lombaire; mais quelquefois, la malade avait de la céphalalgie.

Mariée à dix-huit ans, elle a eu deux enfants qui sont morts de convulsions et une fausse couche à la suite d'une chute. Le premier accouchement a été laborieux; on a été obligé d'avoir recours aux forceps; les autres ont été faciles. Les grossesses, d'ailleurs, n'avaient rien offert de particulier. Venue à Paris à l'âge de vingt-sept ans, sa santé, à ce moment, était excellente. Elle fait remonter le début de sa maladie à dix-neuf ans environ. Elle éprouvait alors, de temps en temps, des fourmillements dans les pieds; plus tard elle s'imaginait avoir sous les pieds quelque chose qui l'empêchait de sentir le sol et souvent lui faisait craindre de tomber. Progressivement la marche devint de plus en plus difficile. A part les migraines, apparaissant au moment des règles, Mén... n'avait jamais fait de maladies, lorsque, en 1862, elle eut une première perte utérine. Elle resta tranquille jusqu'en novembre 1863, époque où elle entra à l'hôpital de Lariboisière (service de M. Duplay) pour une nouvelle hémorragie. Au bout de six semaines, elle quitta l'hôpital, craignant d'y mourir. Le jour même de son départ, redoutant de ne pouvoir s'en aller, elle fut prise d'une attaque de nerfs : crise, perte de connaissance, oppression. Deux jours plus tard, seconde crise. Rentrée chez elle, elle eut, en février et mars 1864, *des vomissements presque continuels, alternant avec des pertes sanguines.* Jusqu'alors elle n'avait jamais eu de vomissements, si ce n'est, quelquefois, avec ses migraines, mais ils n'étaient en rien comparables à ce qu'elle ressent maintenant. Elle ne rendait que « *des eaux* ». Les accidents nerveux augmentèrent dans cette période (1862-1864) et auraient offert des rémissions et des exacerbations. Ainsi, elle put se rendre pied à Lariboisière, et, pour revenir à son domicile, elle fut contrainte de prendre une voiture. En janvier 1868, elle était si faible qu'elle allait sous elle. Cet affaiblissement n'a pas persisté ; et, ici, elle se lève et descend même se promener au jardin ; néanmoins elle traîne les jambes, et en particulier la droite.

De 1865 à 1867, à plusieurs reprises, presque tous les mois, accès de *vomissements liquides*, verts, durant plusieurs jours et coïncidant avec les règles.

Il y a, en un mot, chez cette femme, de véritables accès viscéraux.

*27 et 28 février 1868.* — Douleurs très vives à la région précordiale, comparables à des coups de lancette, douleurs lombaires, palpitations, nausées —29. *Vomissements* bilieux jaunes, ou verts, *parfois avec quelques filets sanguins*, revenant par crise et précédés d'une exacerbation des souffrances cardiaques et lombaires ; la malade prétend qu'on lui tire le cœur. Concomittamment douleurs fulgurantes, ayant une acuité plus grande que d'habitude, occupant tous les membres, tandis que, en dehors des troubles occasionnés par les accès gastriques, ces douleurs ne portent généralement que sur un seul côté à la fois. On observe encore de la céphalalgie frontale et occipitale ; des douleurs dans le cou, un affaiblissement de la vue, de la photophobie. Par moments, elle a une espèce de voile noir devant les yeux ; d'autres fois, ce sont des étincelles, ou des lueurs de différentes nuances. Enfin, elle se plaint de douleurs sourdes dans l'oreille gauche, avec surdité incomplète, phénomène qui n'apparaît qu'avec les crises gastriques.

*30, 31 fév.* — *Les vomissements persistent ;* de plus, la malade a *des selles diarrhéiques involontaires* et urine sous elle, ce qui ne lui arrive pas ordinairement — *2 fév.* Ménorragie.

*Mars.* — Les crises gastriques s'annoncent habituellement par des palpitations ; puis survient un gonflement considérable de l'ab-domen, plus marqué à l'épigastre et au niveau du côlon transverse. Un à deux jours plus tard, apparition *des vomissements,* lesquels s'effectuent après des efforts pénibles, et sont composés d'un liquide amer, vert ou jaune. Ils se répètent à des intervalles très rapprochés. Au bout d'un temps variable, un, deux ou trois jours pendant lequel la malade ne mange pas, ne dort pas, souffre atro-cement, car les palpitations et les douleurs cardiaques persistent, on observe une *diarrhée* assez abondante et, à ce moment, les selles sont involontaires : la malade n'a pas la sensation ordinaire du passage des matières fécales. La *diarrhée* dure communément deux jours et, durant ce temps, les troubles gastriques, les souf-frances précordiales continuent avec la même intensité.

## OBSERVATION XI

— Extraite du livre de M. le docteur Buzzard —

*(Clinical lectures on diseases of the nervous system.)*

Cette observation publiée, par le D^r Graves, en 1843 (*System of clinical Medicine*), dit :

M. B., âgé de vingt-trois ans, était d'une constitution très forte et se livrait avec ardeur aux exercices de la chasse, de la pêche et du tir. Il abandonna ces exercices à partir de la première attaque de sa maladie qui débuta en 1829. Depuis cette époque, son appareil digestif, paresseux auparavant, *fut sujet à des*

*écoulements diarrhéiques.* Ces *écoulements allèrent en augmen-
tant*, avant qu'ait apparu aucune attaque caractérisée par des
contractions spasmodiques, des nausées et des efforts de vomissements. Chaque attaque était habituellement précédée d'une
*sécrétion salivaire abondante, limpide et sans saveur.* C'est
alors qu'apparurent les symptômes caractéristiques de la maladie.
Ces symptômes consistent en des nausées persistantes et des
*vomissements.* Le malade vomissait d'abord tout ce qu'il avait
dans l'estomac, puis les aliments qu'il prenait, aussi bien les
liquides que les solides; la quantité de liquide rejetés *dans les
vingt-quatre heures variait de 3 à 4 quarts* (le quart égale
1 l. 13 1/2 cent.). Le malade se plaignait aussi de douleurs
siégeant dans la région de l'estomac ou dans la partie inférieure
de la poitrine, douleurs qui duraient pendant toute l'attaque et
avaient leur maximum au commencement de la crise. Pendant les
dernières années, il éprouvait une sensation de contraction douloureuse (sensation de contraction interne, suivant l'expression
du malade) et il la comparait à une corde très serrée qui le com-
primerait ou l'étranglerait au niveau des insertions du diaphragme.

Pendant toute la durée de l'attaque, il *avait des sueurs profuses surtout vers la fin de la crise.* La première attaque dura
quatre ou cinq jours ; elle fut suivie d'un retour complet à la santé
qui dura cinq ou six mois, après quoi les symptômes reparurent
soudainement. Les *vomissements* revinrent comme auparavant,
puis disparurent au bout de quelques jours pour ne plus reparaître pendant une longue période. Pendant l'année 1830, le
malade eut trois attaques semblables, après quoi il rentra dans
son état normal; il ne remarqua aucun affaiblissement des
membres inférieurs. En 1831, la maladie prit une tournure plus
sérieuse ; les paroxysmes augmentèrent d'intensité et de durée,
et se reproduisirent à des intervalles plus courts. Le malade prit
du mercure pendant une de ces attaques et eut de la salivation.
En 1832, les symptômes devinrent plus violents et la douleur plus
vive pendant les paroxysmes. Il y eut une attaque en mars, une
seconde en mai et une troisième en juin ; pendant chacune d'elles,
on remarqua un affaiblissement des membres inférieurs ; toutefois,

cet affaiblissement était léger et disparaissait en même temps que les vomissements. A la même époque, les urines *devinrent moins abondantes*, et sédimenteuses. Le malade se plaignit d'être très disposé à prendre froid en sortant du lit et éprouva des douleurs semblables à des morsures dans les jambes, les cuisses, les bras et d'autres parties du corps, douleurs qui étaient *suivies de sueurs profuses*.

En août 1832, attaque violente qui dura un mois; *vomissements incessants* se montrant le jour et la nuit; constrictions douloureuses semblables à celles dont nous avons parlé.

Le malade sentit ses jambes fléchir au moment où il quittait le lit, et tomba sur le parquet. Dans l'intervalle des attaques, la paralysie ne disparut pas complètement quoiqu'elle diminuât un peu après chaque vomissement. Quand le paroxysme était terminé, le malade essayait de marcher et, aidé de deux cannes, il pouvait se tenir debout, de façon à concevoir l'espérance d'une guérison, quand une nouvelle attaque le réduisit à un état de paralysie complète. Il remarqua que ses jambes étaient moins sensibles et qu'elles étaient froides. Il éprouva alors des douleurs déchirantes dans diverses parties du corps, ainsi que des *sueurs abondantes*. Urines troubles et diminuées de quantité.

Quelques mois avant la mort, paraplégie complète. Les crises de vomissement continuent; ceux-ci se montrent le jour et la nuit; l'estomac ne peut rien garder pendant un seul instant, pas même les substances les plus douces et les plus digestives. On essaie alors toute espèce de choses pour calmer l'irritabilité de l'estomac, mais tout est inutile. Puis, après avoir résisté pendant cinq ou six jours à tout traitement, les vomissements cessent brusquement et le malade peut s'écrier: « Now I am well ! » « Maintenant, je suis bien ! » et mange impunément les substances les plus indigestes. Il y a une transition brusque d'un état de nausées extrêmement pénibles à une faim dévorante. Il y a une heure, c'était un malheureux qui vomissait tout et souffrait des contractions douloureuses les plus pénibles; maintenant nous voyons un homme qui mange avec un appétit vorace et qui digère tout avec facilité.

## OBSERVATION XII

— Empruntée a la thèse de m. Dubois —

Communiquée par M. Duchenne (de Boulogne)

*Ataxie locomotrice progressive. — Douleurs lancinantes ac-compagnées d'éruption. — Troubles intestinaux et stoma-caux survenant par crises.*

M. X..., conseiller d'État russe, âgé de quarante-neuf ans, a été traité par moi en (1866-1867).

Il était atteint depuis 1859 d'une ataxie locomotrice qui avait débuté à la suite de la suppression d'une éruption étendue aux deux membres et qui a été qualifié d'ecthyme. Les douleurs dataient de cette suppression, et les symptômes d'incoordination, limités encore aux membres inférieurs, étaient compliqués d'une anesthésie de la peau et des muscles plus prononcée à droite.

Je n'insisterai pas sur les phénomènes ataxiques qui n'offrent rien de particulier, mais les douleurs lancinantes s'accompagnaient d'autres symptômes assez inusités ; elles survenaieut par crises d'une durée de vingt-quatre à trente-six heures, dans un point limité, comme une pièce d'un franc, et ordinairement voisin d'une articulation, le plus souvent aux membres inférieurs, et plus rarement au voisinage du poignet ou du coude droit. Le malade était averti de leur arrivée par *un gonflement des veines superfi-cielles voisines* qui durait pendant toute la crise, et quand elle allait disparaître, on voyait se produire une, ou plus rarement plusieurs petites *pustules* infiniment douloureuses qui persistaient ordinairement quatre à cinq jours, se montrant sur le trajet de la veine gonflée.

Souvent aussi apparaissaient des douleurs abdominales pro-fondes, avec un caractère lancinanf, et accompagnées d'une constipation opiniâtre ; elles étaient suivies de sensations singulières,

surtout dans le flanc droit : ainsi il semblait au malade qu'il existait un vide entre l'articulation de la hanche et la base du thorax,
et que s'il se mettait debout, le membre inférieur s'enfonçait dans
le tronc. Tant que duraient ces sensations qui se prolongeaient
quelquefois plus de quinze jours, il existait un ballonnement du
ventre, et la crise se t·rminait par une éruption de gaz, par l'intestin et une *diarrhée abondante.*

Une fois par an, M. X... était pris *de vomissements continuels*
qui duraient huit à dix jours, et pendant lesquels il lui était impossible de prendre la moindre nourriture.

Pendant le reste du temps, son appétit était excellent, souvent
même insatiable, et il digérait les mets russes les plus indigestes.
Il n'y avait aucune diminution des facultés génitales, et en dehors
des crises, la vessie fonctionnait bien. Quand j'ai cessé de le traiter,
l'incoordination, les douleurs lancinantes et l'anesthésie des
membres inférieurs avaient diminué considérablement sous l'influence de divers traitements, mais il était survenu une phtisie
dont la marche paraissait devoir être très rapide.

**OBSERVATION XLII**

— PRISE DANS LA THÈSE DE M. BROUSSE —

(Second cas de FRIEDREICH)

— Résumé —

*Ataxie des quatre membres. — Embarras de la parole. —
Troubles sécrétoires passagers.— Vertiges,— Palpitations.
— Cypho-scoliose. — Oscillation irrégulière de la tête et du
tronc. — Nystagmus. — A une période avancée, contractures, paralysies, atrophies, troubles de sensibilité dans les
membres inférieurs. — Accès de dyspnée. — Mort (après
trente-trois ans de maladie). — Dégénérescence grise des*

*cordons postérieurs ayant envahi partiellement les cordons latéraux et antérieurs.*

Charlotte Lotsch (de Schwetzingen) a commencé à éprouver dans sa dix-huitième année une faiblesse permanente dans l'extrémité inférieure gauche, puis dans la droite. Cette faiblesse augmenta progressivement, et bientôt la malade se trouva dans l'impossibilité de vaquer aux occupations de son ménage. Au reste, pas de douleurs dans les extrémités affectées. A l'âge de vingt-quatre ans, à la suite d'une couche, aggravation notable ; impossibilité de marcher sans un appui étranger. Deux ans plus tard, sentiment de faiblesse dans les extrémités supérieures, paraissant avoir débuté simultanément des deux côtés. En même temps, la parole commença à être gênée. Tous les symptômes s'aggravèrent progressivement. La malade entra à l'hôpital le 20 juillet 1858, treize ans environ après le début des accidents ; elle était alors âgée de trente et un ans.

Elle était grêle de taille, bien nourrie d'ailleurs, et le développement des muscles en particulier ne laissait rien à désirer. Elle ne pouvait marcher, et il lui était même impossible de se tenir debout sans s'appuyer, à l'aide des mains, sur un soutien solide. Dans le décubitus dorsal elle exécutait les divers mouvements des extrémités inférieures d'une manière assez rapide et complète, mais toujours au prix d'assez grands efforts. Elle pouvait imprimer avec facilité tous les mouvements simples aux extrémités supérieures, aux mains, et il fallait une force assez grande pour surmonter la résistance des muscles contractés. La motilité paraissait par contre profondément troublée du moment que la malade essayait d'accomplir des mouvements combinés, de saisir un objet qu'on lui présentait, d'enfiler une aiguille, etc. Elle n'y réussissait qu'après une série de mouvements irréguliers, de détours, d'essais infructueux. La parole était un peu lourde et balbutiante, pas assez toutefois pour qu'elle ne pût être comprise ; langue non déviée, exécutant d'ailleurs avec facilité ses divers mouvements simples, agitée cependant d'un léger tremblement lorsque la malade cherchait à la tenir immobile après l'avoir tirée. Pas de

déviation de la luette, du voile du palais, ni de la colonne vertébrale, état normal de la sensibilité cutanée, de la distinction
des températures et des divers degrés de pression, de même que
la sensibilité musculaire. Tous les muscles se contractent énergiquement et complètement sous l'influence de la faradisation portée
directement sur leur corps ou appliquée aux nerfs qui les animent.

Sauf un peu de constipation, toutes les autres fonctions s'exé-
cutaient à l'état normal.

La malade resta dans cet état pendant plus d'un an ; les symptômes décrits ne s'aggravaient pas d'une manière bien sensible.

Le 24 août 1859, après que la malade eut éprouvé pendant plusieurs jours une exagération singulière de la soif, on vit apparaître un diabète insipide qui s'aggrava rapidement au bout de
quelques jours et arriva à son maximum dans les premiers jours
de novembre. La malade absorbait alors plus de 13 litres de
boisson et évacuait plus de 12 litres 1/2 d'urines d'une densité
de 1.003,8 seulement. Pas d'exagération de l'appétit ; *la polyurie s'accompagna seulement d'une accélération du pouls
(environ 100 pulsations par minute, de bouffées de chaleur, de fluxions revenant dans la soirée, et çà et là d'é-
ruptions érythémateuses fugaces au cou, au thorax, à la face,
enfin de furoncles.* Le 8 septembre, la malade éprouva subitement une faiblesse plus grande dans les extrémités du côté droit,
une sensation d'engourdissement de ces parties, phénomènes qui
se dissipèrent d'ailleurs au bout de quelques jours. La polyurie ne
fut pas modifiée par les divers moyens employés.

État stationnaire jusqu'au 8 décembre 1859. *Ce jour, l'hy-
drurie disparut subitement, la soif diminua et des sécrétions aqueuses s'établirent par divers organes. A la disparition de la polyurie succédèrent immédiatement des sueurs
et une sialorrhée abondantes. La salivation ne dura que peu
de jours, mais les sueurs ne cessèrent de fatiguer la malade
jour et nuit que dans les derniers jours du mois d'avril 1860.
La malade, sujette précédemment à une constipation opiniâtre, eut, en outre, à partir du mois de janvier 1860, des
selles aqueuses fréquentes et copieuses, alternant jusqu'à un*

*certain point avec les sueurs. De même, des vomissements
fréquents indiquèrent une sécrétion aqueuse anormale à la
face interne de la muqueuse stomacale. Ces divers troubles
des sécrétions ne disparurent qu'à la fin du mois d'avril 1860.*

Ces accidents furent accompagnés et suivis d'une aggravation
progressive des troubles de la motilité. Le 1er juin 1860, les
extrémités étaient beaucoup plus faibles ; la difficulté des divers
mouvements et surtout des mouvements combinés avait beaucoup
augmenté. Lorsque la malade essayait de saisir un objet, des
mouvements associés, irréguliers, gênants, agitaient le tronc et
les extrémités. Elle ne pouvait rester assise librement et était
obligée de s'accroupir. Parole bien plus gênée, difficile à comprendre. Depuis quelque temps déjà, la malade éprouvait, notamment dans l'attitude verticale, des palpitations très pénibles, des
moments de dyspnée et d'oppression. La palpitation surtout se
reproduisait avec une grande intensité, accompagnée de pâleur de
la face, de refroidissement des extrémités, d'un collapsus manifeste. Rien d'anormal à l'examen objectif du cœur et des poumons.
Selles régulières depuis la cessation du diabète.

*Janvier* 1861. — Aggravation lente, mais manifeste des accidents. La malade est tourmentée surtout par des vertiges longtemps prolongés, des *palpitations* accompagnées d'une anxiété
excessive. La parole est beaucoup plus embarrassée. Depuis quelques mois, il arrive parfois, lorsque la malade veut parler, que
la langue reste complètement immobile et la parole absolument
supprimée pendant quelques instants.

*Août.*—*Palpitations* moins fréquentes et moins violentes depuis
six mois ; moins de vertiges. Il n'y a plus d'accès de paralysie
complète de la parole. Tous les symptômes paraissent être restés
à peu près stationnaires. Les uns, y compris la sensibilité cutanée,
sont toujours dans une intégrité parfaite. La contractilité électro-
musculaire est bien conservée. Pas de paralysie de la vessie ni
du rectum ; pas de troubles de la nutrition des muscles. Les
diverses fonctions organiques se font toujours très bien.

*Juin* 1862. — Depuis un an, pas de changements notables. Il
n'y a plus eu d'accès de palpitation, de paralysie complète de la

parole, de vertiges excessifs. La malade éprouve cependant presque continuellement une sensation vertigineuse légère qui l'incommode d'ailleurs fort peu. Les troubles de la motilité persistent à peu près au même degré ; seulement les mouvements volontaires des extrémités inférieures sont devenus depuis quelques mois plus lents et plus incomplets. Le courant électrique provoque plus difficilement qu'autrefois, et seulement lorsqu'on lui donne une grande intensité, des contractions dans les muscles des extrémités inférieures, notamment dans ceux des jambes, qui sont probablement envahis par un commencement de substitution graisseuse. Les fléchisseurs des pieds surtout paraissent en être atteints. Les pieds sont dans une extension permanente et le mouvement de flexion ne s'opère qu'incomplètement. Les orteils aussi sont fléchis depuis quelque temps. La contractilité électro-musculaire n'est d'ailleurs pas affaiblie aux extrémités supérieures. La sensibilité électro-musculaire est affaiblie aux extrémités inférieures. Les fonctions sensitives de la peau ne sont nullement altérées. Depuis quelques mois, la partie dorsale de la colonne vertébrale s'est légèrement déviée à droite. Toutes les autres fonctions sont parfaitement conservées.

Cette même année (1862), la malade quitte la clinique pour aller chez ses parents. Mais ceux-ci étant morts en 1867, elle est reçue, vu son état d'indigence, à l'hospice de Schwtzeingen, d'où elle revient à la clinique d'Eidelberg au mois de janvier 1876.

Charlotte L... raconte que pendant son séjour de huit ans à l'hospice de Schwetzeingen, elle ne pouvait ni marcher ni se tenir debout, et qu'elle était obligée de rester constamment ou au lit ou dans un fauteuil. Dans les dernières années, les mouvements spontanés étaient devenus impossibles aux membres inférieurs, dans lesquels se produisaient aussi, dans le gauche surtout, de fréquents accès douloureux ; souvent des crampes venaient s'ajouter aux douleurs. *Depuis une année à peu près, la miction s'opérait difficilement, et ce n'est que par des efforts prolongés qu'elle arrivait à évacuer l'urine goutte par goutte. Très souvent elle était en proie à une sueur générale ou se trouvait tourmentée par des palpitations,*

Depuis une année, les règles n'ont plus reparu. L'état général s'est maintenu bon, le sommeil est régulier, à la condition de n'être pas troublé par les crises de douleurs et de crampes dans les jambes.

*État actuel de la malade à son entrée à la clinique* (commencement de janvier 1876).— La malade est dans ses quarante-neuf ans et dans la trente et unième année de sa maladie.

Troubles de la parole, des mouvements et de la sensibilité plus marqués qu'au moment où elle a quitté la clinique.

1ᵉʳ *mars.* — Pendant les trois premières semaines du nouveau séjour de la malade à la clinique, il s'est produit un phénomène très remarquable : c'est une *accélération du pouls* qui n'était jamais inférieure à 120 pulsations par minute et qui arrivait quelquefois même à 156. En même temps, température normale; quelquefois même inférieure à la normale (36°,2). Après cette période, le pouls revint dans peu de jours à 72–88 pulsations, où il s'est maintenu jusqu'à ce jour. Je n'ai pu guère trouver d'explication pour cette augmentation du nombre des pulsations, de même qu'aucun rapport avec les douleurs.

*Plusieurs fois apparurent des sueurs généralisées même aux membres paralysés, et cela sans influence extérieure, L'appétit est conservé; les selles sont souvent diarrhéiques, quelquefois vertiges passagers.* Le sommeil, généralement bon, est souvent interrompu par les douleurs dans les membres inférieurs. Une escarre légère au sacrum, que la malade avait à son entrée à la clinique s'est guérie rapidement, sous l'influence d'un traitement approprié.

Pendant les deux dernières années de séjour de la malade dans la clinique d'Heidelberg, la situation de Charlotte L... resta stationnaire : des douleurs violentes se présentèrent de temps en temps dans les membres inférieurs, plus souvent coliques très vives accompagnées de diarrhée, quelquefois vertiges.

Un soir, treize jours avant sa mort, elle fut prise de fièvre ; il se développa une bronchite légère avec fréquents accès dyspnéiques d'une grande violence. Elle succomba dans l'un de ces accès.

Aᴜᴛᴏᴘsɪᴇ par le Dʳ Sᴄʜᴜʟᴛᴢᴇ. — En dehors des lésions du

système nerveux, il existait une symphise cardiaque, des adhérences pleuréales des deux côtés, *une néphrite interstitielle chronique ;* une hypertrophie du ventricule gauche, une hypertrophie de la rate.

Du côté de la moelle épinière, on note : dégénérescence grise des cordons postérieurs et de la partie postérieure des cordons latéraux ; aplatissement antéro-postérieur de la moelle, surtout au niveau de la région cervicale ; épaississement de la pie-mère, peu de chose à l'arachnoïde ; petit volume de la moelle au niveau des parties saines.

La dégénérescence grise siège à la périphérie des parties postérieures des cordons postérieurs et latéraux ; elle semble s'être propagée en avant, ce qui est conforme aux premiers cas observés.

Cependant la dégénérescence circulaire n'est pas complète dans la région cervicale ; les deux cordons antérieurs au niveau du sillon antérieur sont atteints en partie. L'un des deux est plus atteint que l'autre, et sur la coupe on peut observer l'altération en forme de virgule à pointe dirigée vers la périphérie et en avant, et à diamètre longitudinal antéro-postérieur. Cette altération des cordons antérieurs va jusqu'au niveau de l'entre-croisement des pyramides.

Dans celles-ci et dans la moelle allongée, pas de foyers de dégénérescence ; *il semble seulement que le tissu conjonctif s'y trouve hypertrophié d'une façon diffuse. La moelle allongée ne semble pas diminuée de volume, comme dans les autres cas. Les colonnes de Clarke et les racines postérieures sont dégénérées.*

Malgré l'atrophie considérable des muscles sacro-lombaires et des muscles pelviens, la plus grande partie des cellules ganglionnaires paraissent tout à fait normales dans la région de la moelle lombaire ; quelques-unes cependant semblent ratatinées et dépourvues de noyaux, transformées en amas pigmentaires (altération que l'on rencontre sur quelques cellules seulement dans les moelles de vieillards).

Les racines antérieures intra-médullaires sont intactes. Nulle trace de dégénérescence transversale.

L'état des noyaux de la moelle allongée a été recherché avec soin : ceux de l'hypoglosse, du vague et des oculo-moteurs sont intacts.

Au microscope, même résultat que pour les cas précédents : dégénérescence fibrillaire de la substance blanche, corps amylacés en quantité ; pas de cellules à petits noyaux ; rien dans la substance grise ; atrophie des racines postérieures.

Quant aux muscles, ceux des lombes de couleur jaune sont atrophiés et renferment une grande quantité de noyaux.

Cette observation nous fournit un groupe très complet des phénomènes vaso-moteurs ; nous les avons soulignés au fur et à mesure ; mais pour bien les apprécier en leur ensemble, nous les transcrivons ici :

« Le 24 août 1857, à la suite de l'ingestion d'une grande quantité de boisson, la malade est prise d'un diabète insipide (polyurie) accompagné de bouffées de chaleur revenant le soir, d'une accélération du pouls et de l'apparition fugace d'éruptions furonculeuses et érythémateuses ; ce diabète persiste jusqu'au 8 décembre. Ce jour-là, il disparaît et est remplacé par une sialorrhée abondante qui disparaît elle-même au bout de quelques jours et par des sueurs généralisées alternant avec des selles ou des vomissements aqueux qui persistent jusqu'à la fin d'avril 1860. A partir de ce moment, les troubles sécrétoires se suppriment, mais il se produit des palpitations cardiaques d'une grande intensité, accompagnées de fréquents accès de dypsnée. Ces phénomènes s'atténuent au bout d'un an. Enfin, lors de son dernier séjour à la clinique, cette malade a présenté pendant quinze jours une accélération remarquable du pouls, qui est monté jusqu'à 156 pulsations. »

M. Brousse attribue ces divers phénomènes à des troubles vaso-moteurs, dépendant de perturbations circulatoires dans le bulbe.

Nous sommes parfaitement d'accord avec cette manière de voir, seulement nous osons pousser un peu plus loin cette perturbation circulatoire et nous admettons un processus irritatif arrivant à la sclérose.


### OBSERVATION XIV

— M. Vulpian, *Maladies du Système nerveux*, p. 412 —


*Tabes dorsalis.*— M. X..., âgé de quarante-quatre ans, ancien épicier, a beaucoup travaillé pendant le siège de Paris et la Commune, et il a eu à supporter des ébranlements nerveux considérables. Il s'est livré pendant longtemps à l'abus du tabac à fumer. Il dit n'avoir pas eu la syphilis.

En 1872, sans cause à incriminer, si ce n'est une suppression de sueur habituelle des pieds, il fut pris de *diarrhée abondante*, plusieurs selles par jour sans vraies coliques. Cette diarrhée a duré jusque dans ces derniers temps et elle existe même encore un peu maintenant. Cette diarrhée devient aqueuse dès que le malade éprouve le moindre refroidissement.

En même temps que la diarrhée, ou peu après, se montrait un affaiblissement de la vue de l'œil gauche, et un an après, des douleurs apparurent dans les membres inférieurs.

La vue de l'œil gauche s'est affaiblie progressivement de plus en plus, et au bout de plus d'un an on pouvait constater une cécité complète de cet œil. Il était devenu strabique peu à peu ; strabisme externe, aujourd'hui bien marqué. L'œil droit s'est affaibli à son tour depuis environ deux ans.

La vue existe encore un peu de ce côté, mais très réduite, à peine suffisante pour le guider. Un peu de myosis des deux côtés. Papilles très peu sensibles à la lumière. Un peu de strabisme alternant. Douleurs fulgurantes se montrant dans des points peu étendus de la peau, en des régions diverses et seulement dans les membres inférieurs. Les douleurs sont à peu près instantanées. quelquefois très intenses, et se reproduisent à chaque instant pendant un accès qui dure de plusieurs minutes à un jour et même plus.

Pas d'insensibilité cutanée plantaire ou autre. Marche assez assurée ; il y a peut-être un peu d'incertitude lorsque le malade se retourne vite. Il se tient bien debout, les yeux fermés (peut-être alors un peu, très peu d'oscillations du corps); il marche chez lui dans l'obscurité sans hésitation.

Aucun phénomène morbide dans les membres supérieurs. Il écrit bien. Rien dans la face, les oreilles, la langue.

Jamais de céphalalgie ni de rachialgie.

Digestion et autres fonctions, à l'exception de la miction, en bon état. Rétention habituelle d'urine. Parfois besoin très pressant ; s'il n'est pas satisfait aussitôt, il ne peut plus l'être qu'au bout d'un certain temps. Le malade est obligé d'ailleurs d'uriner plusieurs fois de suite à courts intervalles pour vider la vessie. Il a *de temps à autre des éruptions dartreuses sur les mains.* Pas de vrai rhumatisme ni chez lui, ni chez ses ascendants. Pas d'affections nerveuses, pas de goutte.

Il s'agit ici évidemment d'un cas d'ataxie dans la période des troubles oculaires et des douleurs fulgurantes. Il a déjà pris du nitrate d'argent et de l'iodure de potassium, du benzoate de soude; on lui a appliqué un cautère sur la paroi abdominale, à *cause de sa diarrhée.* Électricité continue, électricité favodique pour les yeux autour de l'œil gauche.

« Quelle relation peut-on établir entre la diarrhée et le début de l'ataxie? La diarrhée était-elle un trouble fonctionnel, ayant la même valeur que des crises de gastralgie ou d'autres phénomènes viscéraux du début de l'ataxie ? L'existence de la diarrhée dès les premières périodes du tabes dorsalis a déjà été constatée dans d'autres cas et M. Vulpian rappelle que, dans une des premières observations qu'il a publiées, en commun avec M. Charcot, le début même du développement de l'ataxie locomotrice avait été marqué par la production d'une diarrhée persistante qui avait duré jusqu'à la fin de la maladie MM. Charcot et Vulpian avaient appelé l'attention sur cette particularité qui, suivant eux, devait avoir joué un rôle dans l'évolution de l'affection tabétique. » (*Comptes rendus de la Société de biologie*, 1862, p. 155, et suiv.)

### OBSERVATION XV

— M. Vulpian, Leçons cliniques de l'hopital de la Charité —

*Gastralgie extrêmement violente comme symptôme principal d'un tabes dorsalis. — Vérification à l'autopsie du diagnostic porté pendant la vie.*

La nommée (J..., Emilie,) âgée de trente-deux ans, lingère. Entrée le 27 février 1877, salle Sainte-Madeleine, lit n° 14.

Son père est bien portant et vigoureusement constitué. Sa mère est assez robuste, mais elle aurait eu fréquemment des attaques de nerfs. La malade se rappelle avoir vu sa mère étendue à terre, se débattant, tordant ses membres et l'écume à la bouche.

Il y a trois ans et demi, étant en bonne santé, sans indisposition aucune, les jours précédents, elle fut prise de *vomissements répétés;* elle rendit d'abord les aliments de la veille, puis de la bile. *Ces vomissements, accompagnés de douleurs épigastriques très vives, durèrent trois jours, presque sans interruption.* Au bout de ce temps, ils se calmèrent un peu, en laissant ainsi des intervalles de repos à la malade. Elle resta encore trois mois avec des crises et des vomissements alimentaires ou bilieux, se renouvelant de huit à quinze fois par jour environ.

La malade s'est mise à la diète lactée depuis trois semaines ; ses vomissements sont presque arrêtés. Très fréquemment ces crises douloureuses sont accompagnées de *vomissements abondants sans caractères particuliers*. Les efforts de vomissements sont toujours très pénibles. A la fin des crises, hyperesthésie très notable de la peau de la région épigastrique.

On avait fait ailleurs le diagnostic : *ulcère simple de l'estomac ;* mais M. Vulpian pense qu'il pourrait s'agir d'un cas de gastralgie produite par le tabes dorsalis, et le lendemain de la première visite il prescrivit du nitrate d'argent en pilules de 1 centigramme chacune : trois pilules par jour. Malheureusement, pour savoir si cette médication pouvait avoir de l'influence, il eût fallu que la malade n'eût pas la diarrhée, et le flux intestinal a été abondant à partir du 7 ou 8 mars ; dans de telles conditions, on ignore si l'absorption a eu lieu.

*2 mars.* — *Vomissements que rien ne peut arrêter,* violentes douleurs épigastriques que l'injection de 8 centigrammes de chlorhydrate de morphine ne peuvent calmer.

Deuleurs atroces; la malade se tord dans son lit ; son facies est profondément altéré et porte la marque de la plus vive souffrance ; gémissements continuels. Continuation des injections jusqu'au 7 mars ; à cette époque, les douleurs gastralgiques et abdominales sont encore plus intenses ; les *vomissements sont presque incessants.* La malade est abattue, courbaturée, prostrée.

Elle cherche en vain le sommeil, qu'elle ne trouve que dans l'intoxication par la morphine (6 à 8 centigrammes).

*8 et 9 mars.* — *Diarrhée chotériforme.* Selles séreuses et bilieuses. Les extrémités sont refroidies.

La malade dit que, parfois, elle est très constipée. Elle reste sept, huit jours, sans aller à la selle, ensuite elle est prise de *diarrhée abondante.*

## OBSERVATION XVI

— M. Duchenne, *Gazette hebdomadaire*, 1864 —

*Resserrement des pupilles, avec augmentation de vasculari -
sation et de calorification de l'œil, et, pendant les crises
douloureuses, dilatation de ces pupilles, avec diminution de
vascularisation de l'œil, chez un sujet atteint depuis dix
ans d'ataxie locomotrice progressive.*

M. X...., ancien négociant, retiré des affaires, demeurant à
Paris, âgé de cinquante-huit ans, d'une bonne constitution, d'une
bonne santé habituelle, sans antécédents syphilitiques, sans cause
connue ou héréditaire, a été affecté tout à coup, en 1848, de
diplopie avec strabisme interne à gauche. Bientôt après, sa vue
s'est affaiblie progressivement. Sa diplopie a disparu en quelques
mois, mais son amblyopie s'est aggravée progressivement.

En 1850, il a éprouvé dans quelques points très circonscrits des
membres inférieurs, tantôt à gauche, tantôt à droite, des douleurs
qui duraient une ou deux secondes, revenaient coup sur coup trois
ou quatre fois à des intervalles de plusieurs minutes, et qui, après
un repos d'une ou plusieurs heures, apparaissent à peu près de la
même manière, et ainsi de suite pendant deux ou trois jours. Ces
douleurs avaient le caractère particulier d'être profondes, téré-
brantes, et de traverser le même membre de part en part, comme
ferait une flèche ; quelquefois cependant, mais rarement, le membre
était parcouru longitudinalement comme par un éclair. Pendant
toute une crise, les élancements douloureux et circonscrits se faisaient sentir dans l'un des membres, ou bien ils apparaissaient un
jour dans le même point, et l'autre jour dans un autre point du
membre opposé. Enfin ces douleurs étaient accompagnées d'une
sensibilité extrême de la peau au plus léger toucher ; hyperesthésie
cutanée qui disparaissait avec elles. La forte pression n'était pas
douloureuse, et semblait même soulager le malade. Pas de colo-

ration à la peau pendant ou après les douleurs. Tel était le caractère des crises douloureuses, qui ne se faisaient sentir, les deux
premières années, qu'à de rares intervalles, mais qui plus tard
revinrent plus intenses et par crises de plus en plus rapprochées.
Peu de temps après, l'apparition des crises douloureuses, les
facultés génésiques s'affaiblirent, et bientôt se perdirent complètement. Lorsque, en 1862, j'ai été appelé à donner des soins à
M. X..., il se préoccupait moins de la perte de cette fonction et
de ses douleurs que de sa vue, qui, malgré les soins continus et
successifs des oculistes les plus habiles, était déjà perdue. Aussi
était-ce seulement sur la possibilité d'améliorer l'état de sa vue
que le malade désirait connaître mon opinion, et ce n'a pas été
sans peine que j'ai obtenu les renseignements dont je viens d'exposer la relation.

La première fois que je l'ai examiné, j'ai constaté les phénomènes
suivants : Plus de traces de la paralysie de la sixième paire, qui a
marqué le début de sa maladie ; cécité complète : M. X... ne
distinguait pas le jour de la nuit ; ni la pression du globe oculaire,
ni l'excitation électrique ne produisaient de phosphènes. A
l'examen ophtalmologique, j'ai constaté que ses pupilles étaient
d'un blanc mat, que les vaisseaux qui rampent à la surface de sa
rétine étaient rares et atrophiés. Malgré sa cécité, ses pupilles
étaient *très resserrées* (1 millimètre 1/2 à 2 millimètres de diamètre) ; cet état était continu, et datait de plusieurs années.
Depuis l'apparition de ce resserrement pupillaire, la *vascularisation de l'œil avait augmenté, et par moments elle était telle
que non seulement la conjonctive oculo-palpébrale était plus
rouge, mais que l'on voyait une injection fine des petits vai-
seaux qui rayonnent autour de la cornée, comme dans la
kératite ou l'iritis.* Cependant on n'observait pas les sécrétions
ou les produits habituels de l'inflammation de l'œil, bien que cette
augmentation de la vascularisation de l'œil eût déjà duré plusieurs
années. La cornée avait conservé sa transparence ; sa surface ne
présentait aucune ulcération ; les paupières n'étaient pas collées le
matin au réveil. La vascularisation de l'œil était accompagnée de
*chaleur* et de *douleur* de cet organe.

Pendant les crises douloureuses, le resserrement de la pupille était remplacé par la dilatation considérable de cette membrane, et la *vascularisation de l'œil disparaissait.*

L'électrisation de l'œil a été pratiquée un grand nombre de fois assez énergiquement : un excitateur métallique introduit entre la sclérotique et la paupière était promené sur la sclérotique. Cette opération, loin de surexciter l'œil, en diminuait notablement la *vascularisation*, mais elle n'exerçait aucune action sur la pupille (je dois faire remarquer que, par ce procédé, on ne peut en produire que le resserrement).

En résumé, l'ataxie locomotrice a débuté, chez ce malade, par la paralysie de la sixième paire, avec amblyopie ; deux ans après, sont survenues des douleurs spéciales. La paralysie de la sixième paire a duré seulement quelques mois. Plus tard, resserrement des pupilles, avec augmentation de la *vascularisation, la calorification de l'œil*, et, pendant les crises douloureuses, dilatation considérable de la pupille. Tous les symptômes exposés ci-dessus se sont aggravés progressivement : l'amblyopie s'est terminée par l'amaurose, avec atrophie double de la pupille du nerf optique ; l'impuissance génésique est survenue tout à coup ; enfin ce n'est que douze ans après le début de la maladie que s'est montrée la la seconde période, caractérisée par l'incoordination des mouvements.

### OBSERVATION XVII

— M. Duchenne, *Gazette hebdomadaire*, 1864 —

*Resserrement des pupilles et leur dilatation pendant les crises douloureuses de l'ataxie locomotrice à sa deuxième période; augmentation de la vascularisation et de la calorification de l'œil pendant le resserrement de la pupille.*

Un nommé Guillery, âgé de quarante-neuf ans, maçon, demeurant à Passy, a présenté un ensemble de phénomènes semblables à ceux du cas précédent.

Voici le résumé des principaux symptômes qui ont caractérisé cette maladie. En 1854, douleurs fulgurantes, spéciales de l'ataxie locomotrice, dans les membres inférieurs, revenant par crises tous les quinze jours et quelquefois chaque mois, ayant augmenté progressivement jusqu'à ce jour, en intensité et en durée. En 1858, diplopie qui a duré peu de temps. En 1859, troubles de la coordination des mouvements dans les membres inférieurs, s'étant aggravés progressivement au point qu'aujourd'hui les membres sont jetés follement pendant la marche, qui est maintenant difficile, ainsi que la station. En 1862, à droite, amblyopie qui a augmenté en si peu de temps, que la vue de ce côté est presque éteinte. Depuis quelques mois, extension de l'amblyopie à l'œil gauche. En 1863, on a constaté, à l'examen ophtalmoscopique, l'atrophie de la pupille du nerf optique, plus avancée à droite qu'à gauche. Depuis longtemps, avant même l'affaiblissement de la vue, les pupilles étaient très resserrées et se dilataient énormément pendant les crises douloureuses. Les yeux étaient habituellement rouges depuis l'apparition du resserrement pupillaire, comme s'il y avait eu une conjonctivité, les yeux étaient *chauds et douloureux* par moments, sans cause connue ; ces symptômes s'aggravaient, et cependant cette *hypérémie oculaire ne se comportait pas comme une inflammation ordinaire.* M. Galezowsky m'a fait observer que les paupières de ce malade n'étaient pas collées le matin à son réveil. Il est à noter que l'instillation de la teinture de belladone ou d'une solution de sulfate d'atropine n'a pu dilater la pupille de ce malade.

## OBSERVATION XVIII

*(Inédite)*

— COMMUNIQUÉE PAR M. LE Pᵣ PIERRET —

*Ataxie locomotrice.* — *Diarrhée.* — M. V., capitaine d'artillerie, vient consulter M. le Dʳ PIERRET, en mai 1880.

C'est un homme robuste, sans antécédents héréditaires, mais qui a contracté la syphilis à l'âge de vingt-sept ans. Il se plaint surtout de douleurs fulgurantes très vives dans les membres inférieurs, avec troubles de la sensibilité, sensation de coton sous la plante des pieds, et d'un peu d'incoordination motrice.

Toutefois, il continue sa profession, bien qu'il éprouve une certaine peine à se tenir à cheval.

Le traitement spécifique même atténué est mal supporté, et il devient nécessaire d'y renoncer provisoirement. L'hydrothérapie seule est employée pour relever l'état général du malade, qui a un peu baissé depuis quelques mois. Amélioration très sensible.

Deux mois après, M. V. revient, se plaignant d'avoir de temps à autre des *coliques* passagères, immédiatement suivies d'une *débâcle*, contre laquelle il lui est impossible de résister.

Les urines examinées ne contiennent pas d'albumine. *Ces débâcles ont un caractère particulier.* Elles résistent à tous les agents thérapeutiques employés ordinairement; le régime lacté est lui-même insuffisant. De plus, elles apparaissent subitement, à *la suite de quelques douleurs* intestinales, sans qu'il soit possible d'invoquer un écart de régime.

L'appétit reste bon, et le patient se décidait a essayer des pointes de feu, quand il dut changer de garnison.

**OBSERVATION XIX**

*(Inédite)*

— Communiquée par M. le P<sup>r</sup> Pierret —

*Ataxie locomotrice.— Diarrhée incoercible.*— M. X., commandant de cuirassiers, âgé de cinquante-cinq ans, est venu consulter le D<sup>r</sup> Pierret en 1880.

Il ne croit pas avoir eu la syphilis, mais n'a jamais pu avoir d'enfants. Sa femme a eu sept ou huit fausses couches.

Il se plaint de ne plus pouvoir monter à cheval. Ses jambes

sont maladroites; il ne sent pas l'étrier, et fait à faux les mouvements de direction.

La marche aussi est incertaine. Il ne va pas tout à fait droit et butte quelquefois dans les escaliers. Son talon frappe vivement le sol.

Douleurs fulgurantes depuis près de quinze ans dans les jambes; mais M. X. n'y fait pas attention, sous prétexte que ce sont des rhumatismes.

Impuissance à peu près complète. Rétention d'urine de temps à autre avec des alternances d'incontinence. L'urine est souvent odorante et contient une matière grisâtre. Vérification faite, l'urine contient souvent du pus.

Le malade a horreur de l'eau froide et se soumet très mal au traitement indiqué : iodure de potassium, hydrothérapie.

Il revient, quelques mois áprès, en proie à une *diarrhée incoercible*, accompagnée de coliques. Rien ne peut arrêter ce flux, qui s'accompagne de crises rectales, sauf l'application de pointes de feu sur les lombes.

Traitement par l'eau froide, le nitrate d'argent. Amélioration très sensible.

En septembre, M. X. est pris tout à coup, sans prodromes, d'une hémiplégie incomplète droite, avec chute de la paupière, torsion de la bouche, déviation de la langue, et un peu d'aphémie.

Le bras droit est aussi très affaibli.

La sensibilité est obtuse du même côté.

Dilatation de la pupille droite.

En dépit de cet appareil, M. Pierret annonce qu'il ne s'agit là que d'une hémiplégie transitoire, et que ces phénomènes disparaîtront très rapidement.

En effet, huit jours après, M. X., complètement remis de ces accidents, mais faible et abattu, quitte la garnison de Lyon.

Le traitement suivi à Brest, avec beaucoup de soins cette fois, a amené une amélioration telle, que M. X. ne se rappelait pas avoir été aussi bien depuis sept ou huit ans.

Toutefois il prit sa retraite; actuellement il vit à Avignon, avec une ataxie très nette, mais qui n'a pas fait de grands progrès.

### OBSERVATION XX
*(Inédite)*



*Ataxie locomotrice. — Vomissements clairs. — Diarrhée tenace.*
*— Rougeur et hyperesthésie de la face.*

M. P., âgé de trente-huit ans, réclame les soins du Dʳ PIERRET en 1880. Père très bien portant. Mère irritable, mais non malade. Quelques maux d'yeux dans l'enfance (blépharite et conjonctivite).

D'une bonne constitution; sans antécédents héréditaires précis, actif, énergique, il a contracté la syphilis en 1866. Cullérier l'ayant traité par le mercure, il ne présentait plus aucun signe d'imprégnation spécifique, quand, il y a six ans, il fut pris subitement de strabisme bi-latéral avec chute de la paupière supérieure gauche. Cet accident n'avait été précédé d'aucune douleur bien marquée dans la face, mais plutôt de sensations pénibles (1875).

Les phénomènes oculaires, contrairement à ce qui se passe ordinairement, ne diminuèrent pas, et le traitement spécifique (frictions mercuriellès et iodure de potassium) ordonné de nouveau par M. Panas, n'amena aucune amélioration. Les yeux restèrent déviés et la paupière légèrement tombante.

Toutefois, comme ce symptôme restait stationnaire, M. P. put continuer sa profession.

En 1877, M. B. est pris d'une maladie de l'estomac accompagnée de douleurs très vives, de *vomissements clairs*. Cet état fut considéré et soigné par une célébrité parisienne pour un ulcère simple de l'estomac. Pourtant, il faut noter que les vomissements très abondants n'ont jamais contenu de sang. En dépit de tous les traitements, la maladie résiste d'abord, puis disparait spontanément.

Quand nous vîmes M. P., je pus constater un strabisme convergent très marqué bi-latéral. D'un côté comme de l'autre, les seuls mouvements possibles des globes oculaires consistent en quelques faibles mouvements d'abduction, d'élévation et de rotation. Les pupilles sont mobiles, un peu dilatées, la paupière gauche légè-rement tombante. Pour bien voir, M. P. se place de côté, à droite ou à gauche, et ferme avec le doigt l'œil qui ne se trouve pas dans la direction de l'objet visé.

L'acuité visuelle ne paraît pas atteinte, et le fond de l'œil est normal. Pourtant il paraît évident qu'à force d'habitude, M. P. est arrivé à neutraliser en partie les impressions reçues par l'œil gauche.

Sensibilité à la piqûre un peu obtuse autour des orbites. Quelques petites douleurs fulgurantes au niveau des nerfs sus-orbitaires et du pavillon de l'oreille. Goût, odorat, ouïe intacts.

Pas d'incoordination des membres supérieurs ; l'écriture est belle et régulière.

De temps en temps, des douleurs fulgurantes ou persistantes dans les deux bras et le bout des doigts. Dans les jambes, douleurs fulgurantes assez vives, peu fréquentes, revenant aussi bien la nuit que le jour. Sensibilité jusqu'à présent intacte. De temps à autre, l'une ou l'autre jambe est prise de défaillances très rapides, pré-cédées ou non d'une sensation douloureuse.

Facultés viriles intactes. Miction et défécation normales. Tou-tefois, M. P. souffre assez souvent en allant à la selle, mais il faut noter qu'il est hémorrhoïdaire. État général assez bon. Appétit un peu capricieux. Intelligence parfaitement nette, sauf une légère tendance à la tristesse, qui disparaît d'ailleurs aussitôt que les douleurs s'apaisent.

L'électricité appliquée sous forme de courants continus ne donne aucun résultat. Les mouvements des yeux restent tout aussi incomplets.

Quelque temps après, M. P. vient se plaindre de phénomènes nerveux, qu'il se rappelait néanmoins avoir déjà ressentis lorsqu'il fut traité à Paris pour un soit-disant ulcère simple accompagné de gastrorrhée.

La déglutition est devenue pénible. De temps à autre, le bol alimentaire s'arrête et ne descend ensuite qu'après un certain temps. A d'autres moments, M. P. ressent derrière le sternum une douleur très vive, à exacerbations rapides, ayant quelques rapports avec les douleurs fulgurantes, et qui paraissent avoir pour siège l'œsophage, car elles sont exagérées par la déglutition de tous les aliments, même le lait.

Je diagnostique : Crises douloureuses œsophagiennes accompagnées de spasmes. Des pointes de feu sur la nuque les font disparaître régulièrement, à plusieurs reprises. Dans l'intervalle, on n'observe aucun signe de rétrécissement de l'œsophage. Je vis M. P. plusieurs fois pendant l'année 1881, et pour ce seul motif.

En 1881, se montre un nouveau phénomène. Le petit doigt de la main droite devient comme engourdi et en même temps maladroit. L'insuffisance musculaire très évidente portait sur tous les muscles à la fois. En sorte que ce doigt se trouvait toujours maladroitement arrêté et empêché de suivre les mouvements des autres doigts. Cette impuissance relative augmentait le plus souvent à la suite de quelques douleurs fulgurantes du dos de la main.

En 1881, état stationnaire au point de vue des douleurs. Traitement très efficace par les pointes de feu, le nitrate d'argent et l'hydrothérapie.

C'est vers le commencement de 1882 que M. P. eut, à plusieurs reprises, de véritables coliques suivies de *flux diarrhéiques invincibles* par les moyens ordinaires. Ces troubles intestinaux n'étaient pas dus à des écarts de régime et cédaient très bien à l'application de pointes de feu sur la région dorso-lambaire du rachis.

En outre, un jour, M. P. vient me voir, en accusant une sensation anormale de chaleur à l'oreille gauche, qui, en effet, *était rouge, chaude, hyperesthésiée*. Le malade craignait un érysipèle ou quelque inflammation grave, car il ressentait de véritables battements. Ce trouble vaso-moteur s'était montré peu après l'apparition de crises fulgurantes de l'oreille et avait d'ailleurs disparu spontanément le lendemain. Depuis M. P. a éprouvé les mêmes phénomènes, mais ne s'inquiète plus.

Quelques mois après, j'observais des crises hépatalgiques extrêmement violentes. Les douleurs simulaient parfaitement celles de la colique hépatique et s'accompagnaient d'un peu d'ictère. Toutefois la constipation n'existait pas, et les matières restaient colorées par la bile. J'ai assisté deux fois à ces crises véritablement très pénibles, qui nécessistaient l'emploi des injections de morphine.

Ces deux assauts ayant considérablement affaibli M. P., je l'envoie faire de l'hydrothérapie à D.

A son retour, il est très amélioré, mais il ressent des douleurs fulgurantes plus fréquentes dans les mains et une sorte d'hyperesthésie des deux régions temporales où le moindre contact est pénible.

On observe d'ailleurs à ce niveau une *rougeur érythémateuse*, accompagnée de chaleur appréciable au doigt.

C'est là un accident relativement passager, car, le lendemain, il a disparu ; mais M. P., nous affirme qu'à diverses reprises, il a été préoccupé de ces rougeurs.

### OBSERVATION XXI

*— Due a l'obligeance de M. le Pr Pierret —*

*Ataxie locomotrice. — Sueurs abondantes.* — Redz (Reine), née à Mulpach, âgée de quarante ans. Entrée le 21 novembre 1870 à l'hôpital de la Salpêtrière, salle Sainte-Cécile, service de M. CHARCOT.

*Antécédents.* — Sa mère est morte à la suite de ses couches, le père d'accident. Ce dernier était roulier et buvait volontiers. Deux sœurs bien portantes. Toujours bien portante dans sa jeunesse. Réglée à treize ans ; régulièrement jusqu'à son entrée à l'hôpital.

Pas d'enfants. Une fausse couche. Mariée à dix-neuf ans. Est allée evec son mari en Amérique. Ce dernier y mourut. Elle revint dans son pays ; devint servante à vingt ou vingt et un ans. Depuis ce temps, a vécu d'une façon assez peu régulière. Convient qu'elle aime assez boire, mais sans excès. N'a jamais eu d'attaque. La maladie paraît avoir débuté par une douleur en ceinture au-dessous des seins (il y a de cela vingt-trois mois).

Reste un peu plus d'un mois chez elle où apparaissent de nouveaux accidents.

Le pied gauche ne pouvait être soulevé et lorsqu'elle touchait terre, il semblait à la malade qu'il y eût du coton. Il était engourdi et se pliait la pointe en avant.

En même temps, la main gauche devenait maladroite ; il semble que ce fût surtout par perte de sensibilité ; car la malade insiste vivement sur ce point (qu'elle ne sentait ni sa main ni les objets qu'elle essayait de retenir).

Du reste, aucune douleur vive dans cette main, mais engourdissement, fourmillements.

En même temps, la malade accuse de la façon *la plus nette* une diminution considérable de *la force* (vigueur) de ce côté.

Dès le début de la maladie, la vue s'obscurcissait assez souvent.

Elle entre alors à l'hôpital, sans avoir fait d'autre traitement que des bains chauds, trois par semaine. Pas d'autre résultat qu'un affaiblissement général assez marqué,

Reste quatre jours à Lariboisière. On veut l'y électriser. Elle en sort.

Rentrée à l'Hôtel-Dieu, le 24 juin 1870, service Ravier, salle Saint-André (intérim Foucault), parce que la jambe droite présente les mêmes symptômes que la gauche. Mais il s'ajoute alors des crampes très douloureuses, bornées aux deux membres. Ces crampes étaient accompagnées d'une flexion spasmodique des deux membres. Cette flexion s'accompagnait de douleurs qui cédaient complètement par l'extension. Ces crises ne paraissent pas s'être montrées très souvent, et ne duraient guère qu'une heure, une demi-heure.

Un mois après, le bras droit la prit également, et son état ne différa point de celui du bras gauche.

La douleur en ceinture, en sentiment de constricton, devenait plus pénible sans perdre de sa consistance.

Reste dans cet état pendant dix-sept mois, sans aggravation ni amélioration.

Traitement : iodure de potassium.

A ce moment, elle a eu une éruption cutanée, caractérisée par de petits boutons sur l'épaule et le dos, et des taches jaunes sur la main droite. Cette éruption ne s'accompagna pas de fièvre et dura quinze jours.

Entre à la Salpêtrière le 21 novembre.

Depuis qu'elle est ici son état empire légèrement. *Sueurs nocturnes très abondantes.* Il paraît que la douleur en ceinture disparaît absolument pendant ces *sueurs*. Aussitôt que la sueur vient à cesser, la douleur revient.

La douleur en ceinture paraît augmenter et semble s'irradier au-dessous des seins, en partant d'un foyer assez directement localisé par la malade au niveau du dixième au onzième dorsal.

La douleur paraîtrait cependant plus vive du côté gauche du corps.

Les règles qui avaient été supprimées deux mois après son entrée, sont revenues d'une façon régulière et normale.

Constipation presque constante. Reste deux semaines sans aller (???).

*État actuel.* — Hier soir (11 mai), elle a éprouvé de violentes coliques ; des *vomissements* porracés répétés ont eu lieu quelques instants après. La nuit a été assez calme. Ce matin, la face est froide, violacée, les extrémités sont également refroidies ; le pouls est à peine perceptible, il est très fréquent ; un peu de hoquet, ventre douloureux, voix éteinte. — Constipation datant de huit jours. (Catapl. laudanum.— 15 gr. sul. de soude). T. R. = 39 3/5 *11 heures du matin*.

Soir, un peu de mieux. Ventre un peu ballonné. Langue sub-arrondie. Yeux cernés. — T. R, 39 2/5.

13, matin. — Sueurs la nuit. — Ce matin, yeux excavés, un peu de mieux. Ventre ballonné, très douloureux. —T. R., 38 4/5.

Décédée le 22 mai 1871, à une heure du matin.

## OBSERVATION XXII

— Par m. le P<sup>r</sup> Vulpian —
(*Revue de Médecine*, n° 2, 1832)

### OBSERVATION DE TABES AVEC PHÉNOMÈNES ÉPILEPTIFORMES PENDANT LES PREMIÈRES PÉRIODES DE L'AFFECTION

Obs. — *Affection tabétique de la moelle épinière. — Diarrhée depuis une dizaine d'années. — Phénomènes épileptiformes au début de l'affection médullaire. — Phénomènes du même genre à plusieurs reprises pendant l'évolution de la maladie; une des attaques épileptiformes suivies d'hémiplégie passagère. — Tableau clinique un peu différent de celui du tabes dorsalis classique. — Affaiblissement passager de certains groupes musculaires. — Crises laryngées, etc.*

Le nommé Kupperlé (Charles), âgé de vingt-sept ans, né en Alsace, commis quincaillier, entre à l'hôpital de la Charité le 16 octobre 1879, dans la salle Saint-Jean-de-Dieu, service de M. Vulpian.

Le père et la mère du malade, ses frères et ses deux sœurs jouissent d'une excellente santé. Il n'y a eu d'accidents nerveux chez aucun d'eux. Nulle trace chez lui de syphilis ou d'alcoolisme. N'a jamais eu ni rhumatismes ni maladies de peau. N'a jamais fait d'excès de femmes ou de travail; pas de chagrins violents. N'a jamais été soumis à l'influence continue du froid; toutefois la chambre qu'il occupait à Paris était peut-être un peu humide. Son tempérament n'est pas nerveux.

De l'âge de deux ans à l'âge de sept ans, il a toujours eu mal aux yeux. A l'âge de dix ans, ayant reçu une boule de neige durcie sur l'œil gauche, cet œil s'enflamma, et, depuis lors, la vision de cet œil n'est plus aussi nette ; elle se fait avec une sensation de brouillard.

Garçon de bureau chez un notaire, il est devenu, après la guerre, commis quincaillier. Il a été soldat de 1876 à 1877, et, après son service, il a repris sa profession.

En 1876, à Limoges, il eut l'œil gauche brûlé par un de ses camarades qui lui déchargea dans la face un fusil chargé seulement à poudre. Après quatre mois de séjour à l'hôpital, cet œil redevint ce qu'il était avant l'accident.

En 1878, l'œil s'étant enflammé de nouveau, le malade fut soigné à la clinique du docteur Hubert.

A part cette affection oculaire, le malade s'est toujours bien porté jusqu'au mois d'avril 1879. *Cependant, depuis l'âge de dix-huit ans, c'est-à dire depuis 1870, le malade a eu une diarrhée qui vient tous les deux mois et qui dure trois ou quatre jours environ.*

En avril 1879, étant à son comptoir, il fut, après déjeuner, subitement pris de vertiges et s'affaissa sans connaissance. On lui a dit qu'il ne s'était pas débattu, qu'il n'avait pas d'écume aux lèvres et qu'il ne s'était pas mordu la langue.

Cinq minutes après, il était revenu à lui.

En mai suivant, un soir, au moment de fermer sa boutique, il fut pris, sans vertiges ni étourdissements, d'une déviation de droite à gauche de la commissure labiale gauche ; il aurait aussi eu une déviation de l'œil gauche. Il avait, dit-il, toute sa connaissance, et, ayant voulu crier, il ne put le faire, parce que sa langue était immobile.

Cinq minutes après, tout était rentré dans l'état normal.

Vers la fin de ce même mois, ses forces diminuèrent, il se fatiguait facilement. De temps en temps, il était pris d'une céphalalgie lui donnant la sensation d'un étau qui lui aurait comprimé le front et les deux tempes. En même temps il avait le front brûlant.

Au mois de juin suivant, l'inventaire du magasin ayant nécessité un succroit de travail, il ressentit pendant la marche des douleurs dans les deux genoux ; ceux-ci fléchissaient sous lui, mais ils n'étaient pas gonflés.

Au mois de juillet suivant, ses forces avaient diminué dans une proportion notable.

En août, la faiblesse des jambes et des bras augmenta encore.

Au mois de septembre, appelé ponr faire ses vingt-huit jours, il put faire son service pendant les trois premières semaines. Mais, pendant les marches, ses jambes fléchissaient sous lui ; il lui était complètement impossible d'aller au pas gymnatisque. La quatrième semaine. il fut exempté de tout service.

Depuis son retour à Paris, il est incapable de travailler.

Aussi entre-t-il à l'hôpital.

*État actuel.* — Le malade a tous les jours une céphalalgie revenant et disparaissant plusieurs fois, mais chaque fois n'ayant qu'une courte durée. Cette céphalalgie est très souvent intense, et elle s'accompagne de rougueur de la face, de congestion des conjonctives et d'un sentiment de plénitude de la tête.

A certains moments, il éprouve des douleurs en ceinture, douleurs assez vives, ayant leur siège immédiatement au-dessus des hanches ; à d'autres moments, c'est un frémissement épigastrique s'irradiant dans les membres supérieurs et inférieurs ; la sensation perçue n'est pas douloureuse dans ces moments, et le malade la compare à celle que produirait un corps cheminant dans les tissus.

Souvent il est pris de tremblement des quatre membres ; il ne peut alors ni se tenir debout ni prendre à la main le moindre objet.

Anorexie depuis son entrée à l'hôpital ; après avoir mangé, il a la sensation d'un poids sur l'épigastre ; cette sensation disparaît avec *les vomissements qui l'accompagnent toujours.*

Pas d'arthropathie ; pas de douleur à la pression des vertèbres.

Pas de constipation ; pas de diarrhée actuelle.

Amaigrissement léger.

Pas de rétention d'urine ; pas d'incontinence.

Le sens génital, peu développé auparavant, a complètement disparu depuis trois mois. Pas de spermatorrhée.

Au point de vue de la *sensibilité*, si l'on examine le malade, voici les résultats que l'on obtient :

La *sensibilité* est à peu près conservée sous toutes ses formes dans toute la partie supérieure du buste, moins les bras ; si l'on applique la main sur les jambes, après avoir préalablement fermé les yeux du malade. Le malade ne sent rien ; le pincement doit être intense pour être perçu. Il y a un retard bien appréciable entre le moment où l'on vient de pincer la peau et celui où la perception a lieu. En outre, le malade n'indique pas exactement, s'il ne l'a point vu, le point du tégument qui a été pincé.

Il n'y a pas d'*anesthésie thermique.*

Le malade est incapable d'apprécier l'état de flexion ou d'extension que l'on imprime à ses genoux ; il ne reconnaît pas la position occupée par ses jambes.

La *sensibilité plantaire* est diminuée : on peut frotter la plante du pied du malade sans provoquer de réflexes.

Il n'y a pas d'exagération des mouvements réflexes sous l'influence du pincement de la peau. Les réflexes tendineux rotuliens sont abolis. Il a peu d'*anesthésie tactile* des membres supérieurs. Lorsque le malade ferme les yeux, si on lui dit de porter l'extrémité de l'un de ses index sur le bout du nez, il ne l'y place qu'après un certain tâtonnement.

On examine la *motilité*, le malade étant debout, puis en le faisant coucher ; on obtient les résultats suivants :

*Debout*, le malade n'a point parfaitement la notion du sol sur lequel il se trouve. Lorsqu'il marche, il écarte légèrement les jambes et glisse presque sur le plancher ; ses pas ne sont pas pressés ; il lève à peine le pied de terre, mais ne fauche pas et ne piétine pas en marchant ; il a de la difficulté à marcher en arrière et à changer de direction ; si on lui dit de marcher les yeux fermés, il est tout troublé et ne peut plus faire un pas.

Lorsque le malade est au lit et qu'on lui dit de lever soit l'un, soit l'autre des membres inférieurs étendus, il exécute le mouvement assez bien, sans que le membre oscille d'une façon bien marquée. Il dit connaître toujours la position de ses jambes, lorsqu'il se réveille ; mais cela est douteux, puisqu'on a constaté, en faisant fermer les yeux du malade, qu'il ne sait dire exactement quelle position on donne à l'un ou à l'autre de ses membres inférieurs.

Les mouvements des *bras* et des *mains* sont parfaitement normaux; parfois cependant les membres supérieurs offrent, comme les membres inférieurs, du tremblement; mais habituellement il porte très bien et sans hésitation un verre à sa bouche.

Il n'y a pas de douleurs bien fortes dans les membres et ne paraît pas avoir eu de vraies douleurs fulgurantes. Ce qu'il éprouve dans les membres inférieurs, ce sont plutôt des sensations de petits chocs, ou encore d'autres sensations qu'il compare à celle que produirait le passage d'un liquide de haut en bas dans ses membres inférieurs. Il y a de temps en temps de la rachialgie et des sensations de contraction circulaire au niveau de la partie inférieure du tronc.

Les *pupilles* ne sont pas dilatées; elles seraient plutôt rétrécies. Il n'a jamais eu de troubles de la vue, sauf ceux qui ont été produits par les lésions accidentelles de l'œil gauche. Ses autres sens sont en bon état.

Les *forces* du malade ont diminué de moitié.

*Viscères thoraciques.* — Aucune lésion.

Le *foie* et la *rate* paraissent être dans l'état normal.

Il n'y a pas d'albumine dans l'urine.

*Traitement.* — Iodure de potassium 1 gramme; pointes de feu sur toute la longueur de la colonne vertébrale.

25 *octobre*. — Nouvelle application de pointes de feu.

1ᵉʳ *novembre*. — En voulant se mettre au lit, le malade a été pris subitement de vertiges et de tremblements et s'est affaissé sans connaissance. Aucun renseignement sur l'état du malade pendant cette attaque.

10 *novembre*. — Pointes sur la colonne vertébrale.

22 *novembre*. — Nouvelle application de pointes de feu.

29 *novembre*. — Le malade a eu hier une perte brusque de connaissaece précédée d'une sensation de fourmillements remontant des extrémités vers la tête; il y avait, en même temps, sensation de strangulation, qu'on peut regarder comme une espèce d'aura laryngée; il pouvait remuer la langue, mais il lui était impossible d'émettre aucun son. Depuis son entrée, il se plaint toujours de mal de tête et d'étourdissements. Chaque soir, surtout, il

a la face très congestionnée et éprouve un sentiment de malaise très prononcé.

12 *décembre*. — Le malade est allé prendre un bain sulfureux, hier, vers une heure et demie ; à deux heures et demie, il remontait vers la salle Saint-Jean-de-Dieu ; il a été pris d'une nouvelle attaque et on l'a trouvé sans connaissance dans l'escalier. Il avait des mouvements épileptiformes très forts dans les quatre membres. La figure état très pâle ; il ne s'est pas mordu la langue, et on n'a pas remarqué de salivation. On a porté le malade dans son lit ; les mouvements convulsifs avaient cessé au moment où on l'y déposait et avaient fait place à un état comateux. L'attaque paraît avoir duré une demi-heure environ. Quand le malade est revenu à lui, il lui était impossible de parler, malgré les efforts qu'il faisait ; peu à peu il a remué les lèvres et a figuré ainsi les syllabes des mots qu'il voulait dire. A ce moment, on a constaté une hémiplégie droite presque complète, sans troubles bien manifestes de la sensibilité. L'embarras de la parole a persisté pendant toute la soirée et toute la nuit. Il en est de même de l'hémiplégie. Le malade a fait comprendre le soir qu'il éprouvait une sensation de forte constriction dans la gorge.

Application de pointes de feu sur la nuque.

15 *décembre*. — L'hémiplégie droite persiste, mais elle est moins prononcée qu'hier ; le membre inférieur a repris une partie de ses mouvements. Le membre supérieur est encore inerte ; la sensibilité est conservée. Il n'y a pas de déviation des traits. Le malade ne peut pas encore parler ; il ne peut pas tirer la langue hors de la bouche. Il comprend bien ce qu'on lui dit et se plaint encore, comme hier, en parlant avec les lèvres et en faisant des signes, d'une sensation de serrement dans la gorge.

18 *décembre*. — Le malade a commencé à pouvoir parler un peu hier ; il a toujours une sensation de strangulation laryngée. Le membre inférieur droit a recouvré ses mouvements ; le membre supérieur n'est plus inerte. Déjà hier, le malade fléchissait un peu l'avant-bras sur le bras Aujourd'hui, il fait mouvoir un peu les doigts.

19 *décembre*. — Il ne reste plus aujourd'hui qu'un peu de fai-

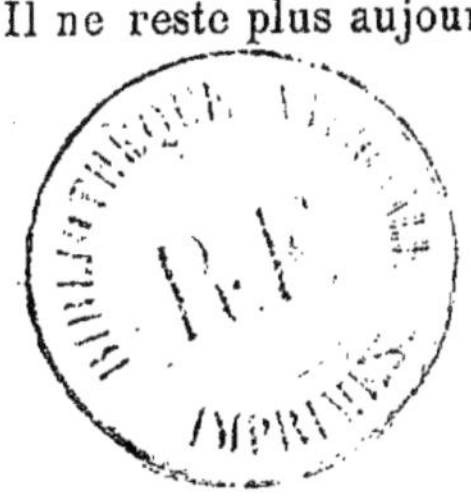

blesse des mouvements du membre supérienr. La parole est beau -
coup plus facile. Nouvelle application de pointes de feu sur la nuque.

30 *décembre.* — Le malade accuse des douleurs dans le pied
droit. Il n'y a plus de trace de l'hémiplégie.

10 *janvier* 1880. — La faiblesse que le malade éprouve dans
les deux membres inférieurs est toute spéciale et se montre bien
lorsqu'il marche. Il n'a pas d'incoordination ; les jambes semblent
un peu lentes à se mouvoir ; mais le pied se détache assez bien du
sol. La démarche est celle d'un individu fatigué ; c'est lentement
que les membres se soulèvent. Après un petit nombre de pas, le
malade est pris d'une faiblesse soudaine, qu'il rapporte aux deux
genoux, et *il fléchit subitement* sur ses deux jambes, sans jamais
s'affaisser jusqu'à terre ; car il fait aussitôt un effort violent avec
tout le corps ; au besoin même il se cramponne aux objets voisins
et se redresse aussitôt. On dirait (c'est le malade qui fait cette
remarque) que les muscles extenseurs de la jambe abandonnent
tout à coup leurs fonctions. Cette flexion subite, qui se produit
tous les huit ou dix pas, est peu considérable, mais instantanée.

La marche est un peu hésitante.

Dès que le malade ferme les yeux, il oscille et perd l'équilibre.
Il se sert habituellement d'une canne pour marcher.

Les muscles antérieurs de la cuisse présentent une mollesse remarquable.

M. Vulpian pense qu'en excitant la peau au niveau des genoux,
on déterminera une sensation qui rétablira un peu les notions de
position et empêchera, dans une certaine mesure, les membres
inférieurs de se fléchir brusquement sous le poids du malade.
Badigeonnage des genoux avec de la teinture d'iode. On continue
d'ailleurs l'iodure de potassium à l'intérieur.

2 *février.* — La force est un peu revenue dans les membres
inférieurs depuis qu'on badigeonne les deux genoux avec de la
teinture d'iode.

16 *février.* — Le malade se plaint de douleurs fulgurantes, qui
passent au travers des genoux, surtout du genou droit.

24 *février.* — Les muscles adducteurs de la cuisse droite et
peut-être aussi le psoas du même côté sont très faibles.

1<sup>er</sup> *mars*. — Le malade a eu une petite attaque éclamptiforme, caractérisée par quelques mouvements convulsifs des quatre membres ; cette attaque a été bientôt suivie d'une lipothymie. Le malade est tombé sur son lit, très pâle ; mais il n'a pas perdu tout à fait connaissance.

*Dans la journée, il a eu six selles abondantes.*

*8 mai. — Diarrhée séreuse.*

Le malade continue à marcher et à se promener tous les jours au jardin.

Rien de nouveau relativement au fonctionnement du bulbe.

15 *mai*. — La diarrhée a cessé ; elle a été traitée par le *bismuth* et le *diascordium*. Le malade se trouve un peu affaibli. Il ne faut pas oublier que, depuis 1868, le malade a presque toujours eu, de temps à autre, une diarrhée séreuse, « *claire comme de l'eau.* »

On pratique encore, tous les deux ou trois jours la *faradisation* des membres, des inférieurs surtout.

20 *mai*. — Le malade éprouve une sensation de constriction énergique dans les deux flancs.

*Pointes de feu* à la région lombaire, réclamées par le malade.

3 *juin*. — Le malade éprouve la même sensation de constriction. La douleur se localise quelquefois au côté gauche seulement.

*Pointes de feu* à la région lombaire.

4 *juin*. — Le malade a été très soulagé par les pointes de feu.

La douleur constrictive qui existait depuis quinze jours a disparu dans la soirée d'hier.

12 *juin*. — Arthropathie du genou droit.

Douleur circulaire au niveau de la partie moyenne du genou droit. On constate une hydarthrose légère.

16 *juin*. — L'hydarthrose du genou augmente. *Vésicatoire.*

21 *juin*. — L'hydarthrose a disparu. On ne perçoit pas de craquements en faisant mouvoir l'articulation. Mais cette circulation est toujours douloureuse.

26 *juin*. — Le malade a éprouvé des douleurs lancinantes extrêmement vives dans les deux membres inférieurs. Quelques heures après, dans l'après-midi, il a été pris de malaise, de fièvre, de mal de gorge. Ce matin, on trouve le fond de la gorge très

rouge; les amygdales sont tuméfiées ainsi que la partie postérieure du voile du palais. Les conjonctives sont injectées; les paupières sont boursouflées et un peu rouges.

T. A. 38°. 8, — P. 100.

*Pointes du feu* à la région lombaire.

27 *juin*. — Le mal de gorge a en partie disparu dans les vingt-quatre heures. Ce matin les parties sont moins rouges; les conjonctives et les paupières sont revenues à l'état normal.

T. A. 37°, 6.

En somme, petite poussée catarrhale tout à fait passagère.

28 *juin*. — Le mal de gorge a complètement disparu.

L'articulation du genou droit est toujours douloureuse et rend douloureuse la marche (pour le membre inférieur droit seulement).

30 *juin*. — Le malade se plaint de son genou droit, qui le fait toujours souffrir. Cependant il n'est ni rouge ni tuméfié (arthropathie des ataxiques.

2 *juillet*. — Le malade a été pris hier d'une douleur à la hanche, du côté droit. Arthropathie de la hanche droite. Pas de craquements pendant les mouvements de la cuisse sur le bassin.

6 *juillet*. — Artropathie de la hanche et du genou droits; douleurs et craquements dans les deux articulations.

On applique les courants continus.

Le malade étant debout, on remarque *une différence manifeste de coloration dans le pied et la jambe et même la cuisse du côté droit; ils sont, en effet, plus rouges que ceux du côté gauche* (paralysie des vaso-moteurs).

6 *janvier* 1881. — Le malade a eu des vomissements alimentaires; il a *aussi de la diarrhée*.

8 *janvier*. — *La diarrhée continue.* — On prescrit du *bismuth;* on fait, en outre, une *injection de morphine.*

11 *janvier*. — *La diarrhée a cessé.*

17 *janvier*. — Le *malade a eu de temps en temps des vomissements*. Il ressent une faiblesse inaccoutumée dans les mains, surtout dans la main droite. Cet affaiblissement est principalement prononcé au pouce et à l'index; aussi ne peut-il plus tenir sa cuiller et est obligé de la prendre entre l'index et le médius. De

même, il ne peut plus tenir une plume. — Les doigts distinguent difficilement le froid et le chaud. — La sensibilité tactile est diminuée.

15 *mars*. — Depuis quelques jours, le malade se plaint de douleurs, avec crispations, qui partent des orteils et remontent dans les jambes et dans les cuisses. Chaque accès dure à peine une minute ou deux. Souvent ces douleurs sont assez violentes pour l'empêcher de dormir.

20 *mars*. — On assiste à une véritable quinte de toux férine. Le malade est sujet à des accès de ce genre; il est tout à coup pris d'une sensation de constriction au niveau du larynx, qui bientôt est suivie d'une quinte de toux composée d'une série d'expirations se succédant rapidement; parfois il y a plusieurs quintes consécutives, pendant lesquelles la face se congestionne; le malade se croit alors sur le point de perdre connaissance.

5 *avril*. — Le malade accuse toujours des douleurs fulgurantes revenant presque tous les quarts d'heure, jour et nuit, mais peut-être plus pendant la nuit que pendant le jour, et qui lui ôtent tout sommeil.

*Faradisation* des muscles de la cuisse (adducteurs principalement) et des muscles des avant-bras, tous les deux ou trois jours.

15 *avril*. — Les douleurs fulgurantes existent toujours. De plus, le malade a de la contracture des orteils du pied droit; cette contracture commence par le petit doigt et gagne successivement les autres doigts du pied, à l'exception du gros orteil, qui n'est jamais atteint. Cette contracture dure environ trois ou quatre minutes; mais elle revient si fréquemment qu'on peut dire qu'elle est presque continuelle.

*Pilules de belladone:* trois par jour.

20 *avril*. — Le malade éprouve un peu de soulagement sous l'influence de la belladone. Mais la contracture existe toujours; elle envahit non seulement les orteils du pied droit, mais aussi l'articulation tibio-tarsienne droite, et s'accompagne d'élancements dans les muscles de la jambe et de la cuisse; ces élancements ne sont pas aussi fréquents que la contracture et n'apparaissent qu'une dizaine de fois par jour seulement.

On supprime la belladone. On donne : *pilules de bromure d'uranium* de 0,001 chacune *quatre par jour:*

30 *avril.* — Les douleurs ont notablement diminué.

On continue la faradisation des adducteurs des cuisses et des fléchisseurs des doigts. Après chaque séance d'électrisation, le malade constate une amélioration qui persiste dans la journée pendant six à sept heures environ.

10 *mai.* — Les douleurs fulgurantes ont cessé.

On continue le *même traitement.*

15 *mai.* — Le malade a encore de temps en temps, mais fréquemment, des quintes de toux précédées ou suivies d'une constriction du pharynx et du larynx et accompagnées d'une suppression complète de la sécrétion salivaire; ces accès durent environ un quart d'heure. Ils sont accompagnés on suivis de vomissements le plus souvent alimentaires; parfois, le malade rend seulement « *de la salive* »; en même temps que les vomissements, le malade éprouva une sensation très vive de tiraillements à l'épigastre, sensation qui cesse avec l'accès.

Dans les deux derniers mois, on a remis le malade à l'iodure de potassium, et c'est encore le traitement qu'il suit aujourd'hui. Le mal est dans une période stationnaire. Il n'y a pas de douleurs fulgurantes. Il n'y a pas de troubles des sens ; les douleurs rachialgiques et celles des membres n'ont pas reparu depuis un certain temps. La sensibilité tactile est très affaiblie dans toute l'étendue des membres inférieurs, surtout au niveau des pieds. Il y a un retard très notable de la perception des douleurs provoquées par le pincement de la peau des jambes (1 à 2 secondes). Le malade perçoit, dans ce cas, d'abord le contact, puis la douleur. Il y a une difficulté assez grande de l'émission de l'urine ; ce symptôme date de plus d'une année : l'intestin, au contraire, se débarrasse assez facilement.

Les crises laryngées ne se sont pas reproduites depuis deux ou trois mois.

De temps en temps, il y a encore un *peu de diarrhée, deux ou trois selles liquides en quelques heures ;* mais le malade considère cette diarrhée qui ne revient que tous les trois, quatre ou cinq

jours comme le résultat de la constipation des jours intermédiaires.
— La vue est restée bonne ; l'œil gauche voit cependant toujours
un peu moins nettement que le droit, et la pupille est un peu plus
large que la droite. Celle-ci est plutôt un peu resserrée.

Nous nous sommes permis de résumer un peu cette
observation, que nous aurions voulu publier en entier ;
mais elle est très longue. Nous demandons pardon à son
auteur.

L'observation est très importante et M. Vulpian
donne à la fin les particularités les plus saillantes. Nous
prendrons celles qui se rapportent au résumé que nous
avons fait.

« 1° Le début de la maladie a été absolument insolite.
La santé avait été bonne jusqu'en avril 1879, si l'on ne
tient pas compte des affections oculaires accidentelles
qui sont relevées dans les antécédents, ni de *la diarrhée
qui, depuis neuf à dix ans, revenait tous les deux
mois et durait trois ou quatre jours.* Il n'y avait eu ni
troubles fonctionnels de la vue, ni douleurs fulgurantes,
lorsque, en avril 1879, se produisit une perte de connaissance précédée de vertiges. Une nouvelle attaque du
même genre avait lieu le mois suivant ; cette fois cependant il n'y avait pas eu de perte de connaissance, au
dire du malade ; mais on avait constaté une paralysie
passagère du côté droit de la face avec une aphasie, passagère aussi, due peut être à une paralysie de la langue.
Le tout avait duré cinq minutes. C'est peu de temps
après cette seconde crise nerveuse que ses forces com-
mencèrent à diminuer.

« De ces deux crises nerveuses, la première paraît avoir

été de forme épileptique ; la seconde a eu plutôt les caractéres d'une attaque apoplectique (ischémique).

« Il semble donc y avoir eu, au début, avant que la moelle épinière, ait été atteinte, une modification morbide de certains points de l'encéphale, probablement de l'isthme encéphalique, modification passagère qui a déterminé deux attaques d'ischémie, différentes l'une de l'autre, comme forme symptomatique, par suite de la différence du siège et de l'étendue du trouble circulatoire.

« Il ne paraît pas y avoir eu de nouvelles crises nerveuses avant le mois de novembre 1879. Le malade était entré dans son service le 16 octobre et n'avait certainement présenté aucune attaque dans la dernière quinzaine de ce mois. Le 1ᵉʳ novembre, il y eut une attaque probablement épileptoïde, caractérisée par une perte complète de connaissance, précédée de vertiges et de tremblement. D'ailleurs, depuis son entrée, le malade était sujet à des maux de tête plus forts en général le soir que le matin, *et à des congestions de la peau de la face, des oreilles, des congestions avec sorte d'étonnement cérébral*. Ces maux de tête se produisaient déjà depuis quelque temps au moment de la réception du malade à l'hôpital.

« 3° Chez ce malade, il y a eu aussi un début de crises gastriques, vers le commencement du mois de janvier 1881. Ces crises n'ont pas pris un grand développement, et elles n'ont pas duré plus d'une quinzaine de jours. Elles étaient d'ailleurs peu douloureuses et caractérisées surtout par des vomissements.

« *Le malade avait en même temps de la diarrhée.*

Ce trouble des fonctions intestinales avait commencé neuf ou dix ans avant le début de l'affection médullaire. Comme elle ne se produisait alors que tous les deux mois pendant un petit nombre de jours, on peut hésiter à la rapprocher de ces diarrhées qui, dans un certain nombre de cas de tabes dorsalis, forment un des phénomènes prémonitoires de la maladie. *J'ai vu des malades qui, pendant six mois, un, deux ans et quelquefois même pendant un temps plus long encore, avaient été tourmentés par une diarrhée quotidienne que tous les traitements employés n'avaient pu que modérer et pour un temps plus ou moins court.* Tantôt cette diarrhée disparaissait lorsque se montraient les douleurs fulgurantes ou les troubles des mouvements ; tantôt elle continuait pendant un certain temps encore après la manifestation des symptômes caractéristiques de l'ataxie locomotrice progressive. Je ne parle pas ici, bien entendu, des crises intestinales (douleurs, coliques, météorisme, diarrhée, et plus rarement, dans ces cas, constipation) qui se montrent, comme les crises gastriques, chez les ataxiques, soit seules, soit en même temps que ces dernières. Le malade en question a eu, durant son séjour à l'hôpital, quelques vraies crises intestinales, consistant surtout chez lui en un retour de la *diarrhée* pendant plusieurs jours.

« En outre, pendant assez longtemps aussi, la coloration des téguments des deux jambes et des deux pieds n'était pas la même ; elle était plus pâle à gauche qu'à droite ; cette différence, assez nette lorsque le malade était au lit, devenait bien plus saillante lorsqu'il se tenait debout durant quelques instants.

« Que ces symptômes n'aient apparu que dans des périodes variées de l'évolution de la maladie et qu'ils aient été temporaires, aucun pathologiste connaissant les fluctuations de la marche du tabes dorsalis n'en sera surpris. C'est, en effet, ce qu'on observe dans un bien grand nombre de cas pour les troubles visuels, pour les douleurs fulgurantes et autres, pour les crises gastriques, pour les crises intestinales, pour les manifestations dystrophiques, etc.

« Les divers phénomènes morbides constatés chez notre malade et dont il vient d'être question semblaient plutôt en rapport avec l'idée d'une myélite diffuse ou incomplètement systématisée qu'avec celle d'une sclérose des faisceaux postérieurs ; mais les autres symptômes et la marche de l'affection ramenaient presque invinciblement au diagnostic : *tabes dorsalis*. Ce diagnostic s'imposait de plus en plus au fur et à mesure que l'on voyait disparaître ces accidents surajoutés et que, d'un autre côté, la physionomie propre du *tabes* se dégageait de plus en plus dans le tableau clinique.

« 5° Un symptôme assez intéressant aussi, c'est l'affaiblissement qui a été constaté dans quelques muscles, pendant une certaine période de la maladie. Cet affaiblissement a été surtout remarquable dans les muscles adducteurs des cuisses. Pendant plusieurs semaines, ces muscles étaient incapables de ramener au contact les deux genoux, lorsque le malade était au lit et que ses deux membres inférieurs à demi fléchis étaient renversés en dehors : ils ne pouvaient pas même les maintenir au contact, lorsqu'on rapprochait l'un de l'autre les deux genoux ; dès qu'on cessait d'intervenir, les membres s'écartaient et retombaient, à droite et à gauche sur le lit. La faradisation des muscles adducteurs a rendu en peu de temps à ces muscles une partie de leur force et le malade a pu de nouveau rapprocher ses deux genoux et les tenir serrés l'un contre l'autre.

« On a observé, dans ce cas, de l'arthralgie du genou et de la hanche du côté droit.

« 6° Il y a eu, à un certain moment, de l'hydarthrose du genou ; mais cette hydarthrose n'a pas duré. Pendant plusieurs semaines, les jointures affectées ont été ensuite le siège de craquements très nets. Ces affections des jointures ont-elles été des arthropathies dues à la lésion de la moelle épinière ? Ont-elles été de nature rhumatismale ? Il est difficile de se prononcer sans faire des réserves.

« 7° Je n'ajouterai qu'un mot, relatif au traitement. Outre les moyens dont on fait usage en pareil cas, j'ai essayé l'emploi du bromure d'uranium, en pilules contenant 1 milligramme de ce sel. J'en ai fait prendre deux, puis trois, puis quatre par jour ; ces pilules ont été bien supportées, et elles ont paru avoir une influence favorable sur certains symptômes éprouvés par le malade, en particulier sur les douleurs. J'ai fait depuis lors l'essai de ce même médicament chez deux autres malades atteints d'ataxie locomotrice ; il n'a produit sur eux aucun effet reconnaissable. »

### OBSERVATION XXIII

— DUE A L'OBLIGEANCE DE M. PIERRET —

*Femme, quarante-six ans.— Syphilis.— Ataxie locomotrice
progressive. — Troubles de la sensibilité.— Anesthésies.—
Incoordination des membres supérieurs et inférieurs. —
Crises viscérales. — Gastralgie.— Sensations olfactives et
du goût. — Troubles de la sensibilité générale faussement
interprétés et donnant lieu à des troubles intellectuels. —
Lypémanie. — Délire de persécution alternant avec un
délire mégalomaniaque.— Mort des progrès de son ataxie.
— Autopsie.— Lésions du trijumeau et des nerfs olfactifs.
— Sclérose des zones radiculaires postérieures.*

Molliez, Élisabeth, femme Schmalz, lingère, quarante-quatre
ans, domiciliée à Lyon, née à Oullins, mariée, entrée à l'asile de
Bron, le 17 janvier 1880.

Observation prise à l'entrée de la malade.

On n'a aucun renseignement sur les antécédents héréditaires
de la malade, son père et sa mère sont morts très âgés.

Elle a été réglée à seize ans; la ménopause est survenue au début
de l'affection, c'est-à-dire il y a neuf ans.

Il y a dix-huit ans qu'elle est mariée; en 1863, c'est-à-dire peu
de temps après son mariage, elle a contracté la syphilis; elle a été
traitée à cette époque par le docteur Rodet.

Il y a neuf ans, époque de la ménopause, la malade a éprouvé
des douleurs très violentes, non localisées, qu'elle ne décrit pas
d'une manière bien précise; il est impossible, bien qu'on la mette
sur la voie, de lui faire décrire les douleurs en ceinture; cependant elle nous dit qu'à certains moments ces douleurs l'empêchaient
de respirer. Ces douleurs survenaient brusquement par accès et

s'irradiaient dans tous les membres. Ces accès duraient quatre ou cinq heures et se produisaient indifféremment le jour et la nuit.

A cette époque, la malade a éprouvé des troubles de la vision accompagnés de violentes douleurs de tête. Il y aurait eu un strabisme très accentué, phénomène qui a disparu complètement plus tard.

La malade perdait ses urines et souffrait beaucoup lorsqu'elle essayait d'uriner volontairement; la constipation était opiniâtre et la défécation s'accompagnait de violentes douleurs. Disons tout de suite qu'elle ressent toujours ces douleurs. En même temps on a noté des symptômes du côté de l'estomac, *gastralgie, violentes crampes d'estomac souvent accompagnées de vomissements.* La malade raconte très bien que déjà, vers le début de l'affection, elle a commencé à ne plus sentir le sol sous ses pieds ; pendant un an encore, elle à pu marcher en s'aidant de béquilles ; ensuite, la marche est devenue impossible.

Vers la même époque, elle a eu de la paralysie du voile du palais; la déglutition devint très difficile, puis les aliments avaient de la tendance à passer dans les fosses nasales; ce phénomène et disparu depuis.

Actuellement on constate un amaigrissement considérable ; la malade gâte complètement.

On peut piquer fortement la plante des pieds sans que la malade éprouve la moindre douleur, et il est impossible d'éprouver des mouvements réflexes en chatouillant la pointe des pieds.

Sur le dos du pied, une piqûre paraît être ressentie avec un retard d'environ une demi-minute; la malade ne distingue pas l'application d'un morceau de glace de celle d'un corps un peu chaud.

Si l'on fait replier les jambes de la malade, elle les croise et ne sait plus alors à quelle jambe on la pique.

L'incoordination des mouvements est très grande aux membres inférieurs. Les bras sont animés de mouvements presque continuels; cependant la malade porte assez bien ses mains à la partie de son visage qu'on lui indique. De la main gauche la malade arrive quoique difficilement à porter un verre d'eau à moitié plein jusqu'à sa bouche; de la main droite, le même acte est impossible.

La main gauche paraît visiblement plus forte que la droite. Les muscles des jambes sont atrophiés mais inégalement ; le pied est dans l'extension presque complète et en même temps tourné en dedans.

La pupille droite est un peu plus dilatée que la gauche, la langue un peu déviée à droite.

Œdèmes fugaces du bras droit. Ce phénomène s'est répété plusieurs fois.

Au point de vue de l'état mental, la malade a tout d'abord un caractère très irritable ; elle s'emporte à tout propos, crie et pleure ; elle se plaint d'être la victime d'une foule de persécutions de la part des personnes qui l'entourent ; elle a des accès de fureur pendant lesquels elle se jette hors de son lit, essayant de se frapper la tête contre la terre, et l'on est obligé de l'attacher.

En même temps, on constate un délire mégalomaniaque bien manifeste. Elle a un million que son fils qui est à Paris va lui remettre. Elle va partir ; une des sœurs, très riche, va l'emmener dans une belle voiture ; on l'enveloppera complètement dans du coton, et dans peu de temps elle guérira.

Quelques jours après son entrée, son délire de persécution se manifeste avec une plus grande intensité ; ses persécutions étaien variées ; elle croyait être empoisonnée par de l'acide sulfurique, on la rouait de coups pendant la nuit, on venait lui brûler les jambes, on lui introduisait un fer rouge dans le rectum ; elle sentait aussi de mauvaises odeurs imaginaires, mais n'avait pas conscience de l'odeur de la salle des gâteux où elle se trouvait.

Les deux certificats de huitaine et de quinzaine portent les indications suivantes : « Ataxie locomotrice progressive, lypémanie, hallucinations diverses. Délire mixte de persécution et mégalomaniaque.

5 *février*. — Il y a quelques jours, on a constaté l'*apparition sur les jambes de petites phlyctènes ;* cette éruption paraissait symétrique, occupant, des deux côtés la partie antérieure de la jambe, un peu au-dessous de l'articulation du genou, la malléole interne et le dos du pied ; ces bulles crèvent et laissent à leur place une croûte jaunâtre entourée d'une zone rouge.

18 *février* 1880. — Du côté des yeux pas de chute de la paupière. La pupille droite est un peu plus dilatée que la pupille gauche. Pas de strabisme bien net ; il semble, pourtant, que l'œil gauche ait une tendance à se dévier en dehors, et il n'est peut-être pas impossible que la paupière gauche ne soit un peu plus tombée que la droite.

La langue est tirée assez régulièrement. Un peu déviée à gauche. Quand la malade parle, on ne reconnaît pas d'ataxie bien nette des muscles des lèvres.

Membre supérieur gauche : un peu d'œdème de la face dorsale de la main commençant au dessus du poignet et occupant toute la région des extenseurs ; pas d'œdème de la paume. L'articulation du poignet est libre, pas de craquements. L'index est dans un état de demi-flexion de la deuxième phalange sur la première. Avec beaucoup d'efforts, on arrive à le redresser légèrement. Le maximum de l'effort se porte sur le métacarpien correspondant.

L'extension du pouce est difficile. Rien aux autres doigts. Les mouvements d'extension et de flexion de l'avant-bras sur le bras se font avec une certaine régularité et une certaine force. Lorsqu'on dit à la malade d'étendre le poignet, le pouce se met dans la flexion et l'adduction.

Les mouvements de pronation et de supination paraissent un peu faibles. Le malade a conservé assez de force pour serrer la main, mais sa contraction musculaire ne persiste pas.

Bras droit : la malade accuse elle-même un peu de difficulté à le mouvoir.

La main s'ouvre difficilement. Il se produit de temps en temps de petits spasmes. Les doigts sont dans la demi-flexion. L'extension de la première phalange sur le métacarpe se fait régulièrement surtout pour le petit doigt. Les autres phalanges sont dans la demi-flexion.

Force musculaire conservée en partie dans les fléchisseurs de l'avant-bras, mais notablement diminuée dans les extenseurs.

Incoordination motrice assez nette dans les deux bras , seulement, pour le bras droit, les mouvements intentionnels s'accompagnent d'une sorte d'oscillation évidemment engendrée par les adducteurs et les abducteurs du bras.

Jambes croisées dans une position étrange dont la malade n'a pas conscience.

Le mouvement de flexion du pied se fait incomplètement. Il y a là une insuffisance motrice très nette. D'ailleurs, à la façon dont les membres se meuvent, il est facile de voir qu'il y a une inégalité entre les groupes musculaires. De temps à autre, certains groupes musculaires sont pris de petits mouvements qui entraînent une flexion du pied, par exemple, sans que ces mouvements soient balancés par la contraction antagoniste des extenseurs.

La malade meurt, le 10 mars, des progrès de son ataxie.

*Autopsie faite le 18 mars par M. Pierret.* — Rien à noter sur le pericrâne ni sur la calotte crânienne ; la dure-mère ne présente pas de lésion caractérisée ; toutefois, il semblerait que, dans l'espace qui est autour de la dure-mère, à droite, il y ait des traces d'inflammation chronique caractérisée par une sorte de feutrage peu marqué.

Au niveau des circonvolutions frontales, plutôt à droite qu'à gauche, quoique des deux côtés, on trouve un épaississement hyalin de l'arachnoïde viscérale et des espaces sous-arachnoïdiens. Cet état se continue, quoique à un degré un peu moindre, au niveau des circonvolutions pariétales.

En examinant la protubérance, on reconnaît qu'il existe une atrophie très manifeste du trijumeau gauche, le nerf est aplati, d'une coloration gris rose qui contraste avec la forme et la couleur du trijumeau du côté opposé, qui n'est pas lui-même complètement sain et a une petite coloration grisâtre.

En examinant les régions postérieures du bulbe, on reconnaît l'existence d'une sclérose des zones radiculaires postérieures qui correspond d'ailleurs exactement à une sclérose du même côté dans la moelle.

Du côté des tubercules quadrijumeaux, on trouve un épaississement avec pigmentation et adhérence assez résistante de la pie-mère qui revêt ces deux organes. A l'œil nu, il est impossible de distinguer rien de très catégorique au niveau de l'aqueduc de Sylvius ; on pourrait toutefois noter une certaine coloration grise du tiers supérieur des pédoncules cérébraux proprement dits.

L'examen du quatrième ventricule à l'œil nu ne fait rien reconnaître de particulier au niveau des différents noyaux apparents du trijumeau, mais il faut noter que du côté gauche le pédoncule cérébelleux intérieur paraît plus aplati que du côté droit.

L'examen attentif du cervelet ne démontre aucune lésion manifeste, si ce n'est un peu d'épaississement des méninges.

En examinant les nerfs olfactifs des deux côtés, on les trouve sensiblement indurés et leurs racines ont pris une coloration grisâtre et sont recouvertes par une méninge épaisse. De plus, on constate que cette méningite localisée s'est continuée sous la corne d'Ammon. Au point de vue de l'état des circonvolutions occipitales proprement dites, elles paraissent tout à fait saines à l'œil nu, sauf une vascularisation très fine ayant entraîné par places de petites suffusions hémorragiques.

Pas d'épaississement dans l'épendyme ventriculaire, pas de petits papillomes. L'examen des circonvolutions frontales, pariétales et occipitales démontre, dans les premières et les dernières, l'existence de petits points qui, à la coupe, présentent une coloration d'ocre pâle.

En cherchant les deux ganglions de Gasser, on trouve que, des deux côtés, il y a une sorte de petite logette dans laquelle est un peu de liquide œdémateux qui paraît séparer le ganglion de Gasser du rocher. Le ganglion gauche paraît plus gros que le droit.

En examinant les muscles du membre inférieur gauche, on en trouve, surtout à la partie postérieure, qui ont une coloration jaune. Ils sont d'ailleurs très œdémateux.

Les nerfs périphériques paraissent plutôt plus volumineux, particulièrement le médian, à droite.

Escarre considérable au sacrum.

Pieds dans l'extension forcée.

Emphysème pulmonaire surtout au sommet gauche. Quelques adhérences anciennes du sommet droit avec quelques cicatrices qui ont pu être des tubercules anciens. Quelques petits fibromes de la plèvre au sommet droit. Pas de lésions graves du poumon. Pas de tubercules sensibles.

Cœur assez volumineux. Péricardite ancienne ; plaques laiteuses au niveau de l'oreillette droite. Hypertrophie du ventricule gauche liée vraisemblablement à un rétrécissement de l'aorte. Pas de lésion de la mitrale ni des valvules sygmoïdes de l'aorte. Athérome (ou syphilis) de l'aorte. Cœur droit aminci, sans lésion ; artères de moyen et de petit calibre.

On trouve l'aorte avec une coloration rosée pour le fond. Quelques points violacés, d'autres de coloration ocre clair ; d'autres, enfin, constitués par de petites ulcérations avec pourtour d'une coloration ocre clair, mais le centre relevé par un pigment noir. On sent des épaississements, surtout au niveau de ces points.

Reins, volume normal ; la capsule surrénale entraîne une partie de la couche corticale ; pas de pigment, mais dégénérescence graisseuse probable des tubes contournés.

Estomac un peu ardoisé. La coloration est persistante et tient au dépôt de substances colorées dans le tissu conjonctif sous-muqueux périglandulaire.

Foie avec coloration ardoisée.

*Examen microscopique du bulbe et de la moelle*

Bulbe. — Sur une coupe faite à la partie moyenne, coupe transversale, on reconnaît : 1° que les parties antérieures, pyramides, raphé, corps olivaires sont sains ; 2° que les racines intra-bulbaires du trijumeau sont le siège d'une sclérose très avancée, principalement du côté droit. Dans les parties de ces noyaux où il existe normalement des cellules nerveuses sensitives, celles-ci ont en grande partie disparu. Cette altération des origines du trijumeau est moins accusée, quoique facilement appréciable, du côté opposé. D'un autre côté, l'état de la colonne ascendante des nerfs mixtes, *colonne grêle de Clarke*, est, à droite comme à gauche, le siège d'une sclérose très manifeste. La sclérose du nerf trijumeau a été suivie dans le bulbe et la protubérance, à l'aide des coupes transverses et longitudinales faites dans le sens même de l'émergence des racines, et on a pu constater que la sclérose observée dans la partie inférieure des noyaux du trijumeau se présente dans toute l'étendue de ces noyaux et se traduit par la sclérose de la racine elle-même.

MOELLE. — *a) Région cervicale moyenne.* — Sclérose très marquée, des cordons postérieurs, comportant la réunion d'une sclérose ancienne des faisceaux médians et d'une altération des zones radiculaires évidemment plus récente.

*b) Région dorsale moyenne.* — Sclérose avec rétraction très considérable des faisceaux postérieurs. Cette rétraction est telle, que la largeur des faisceaux postérieurs comprise entre les deux têtes des cornes postérieures est moindre que la dimension transversale de l'une de ces cornes.

Cordons latéraux sains.

Cornes antérieures, rien d'appréciable.

Méninges peu épaissies, même en arrière.

*c) Région lombaire moyenne.* — Sclérose des faisceaux postérieurs ayant amené l'adossement des deux zones radiculaires et l'atrophie des cordons postérieurs dans tous les sens.

La corne postérieure est intéressée dans sa partie interne et postérieure, mais les filets radiculaires externes paraissent à peu près intacts.

Cordons latéraux sains.

Les cornes antérieures sont exemptes d'altération ; les cellules qu'on y rencontre sont pourvues de prolongements et n'ont pas subi de dégénérescence pigmentaire.

**OBSERVATION XXIV**

*(Inédite)*

— COMMUNIQUÉE PAR M. PIERRET —

*Tabes sensitif. — Crises gastriques. — Vomissements clairs*

Chopineau, Éléonore-Elvire, quarante ans, entre à l'infirmerie de la Salpêtrière, le 15 juillet 1871, service de M. le Dr CHARCOT.

Cette femme est malade depuis sept ans. Elle eut les pieds

mouillés le 5 septembne 1864, au moment de ses règles, et sentit peu de temps après, des engourdissements dans les jambes, le trouble de la sensibilité était tel que la malade perdait ses pantoufles sans s'en douter, autrement que par l'impression causée par le froid du parquet. C'est là, dit-elle, le début de sa maladie, car avant elle se portait bien.

Vingt mois après, ce qu'elle appelle l'engourdissement monte dans les jambes, les bras, la face et les yeux. C'est une sorte d'anesthésie généralisée. Un jour même, au moment de déjeuner la vue s'est tout à coup obscurcie d'une façon très notable. En même temps, apparut de la diplopie et une sensation de frémissement dans les globes oculaires.

Huit jours après, la vue revint en partie ; la diplopie disparut ; mais les troubles sensitifs cutanés persistèrent dans les membres et dans la face. En outre, il se manifestait un certain affaiblissement musculaire toujours plus marqué du côté gauche.

C'est alors qu'elle dut cesser de travailler. Porteuse de pain, elle était arrivée à ne plus pouvoir compter sa monnaie et cela dit elle parce « qu'elle ne sentait pas ».

Toutefois il est probable qu'il existait alors un peu d'incoordination motrice dans les membres supérieurs, car elle note qu'elle jetait ses jambes à droite et à gauche, ce qui lui rendait la marche très difficile. Cet état a tellement empiré peu à peu que, dans les divers services hospitaliers où elle a passé, elle ne pouvait marcher qu'en se tenant à la barre des lits. Depuis son entrée à la Salpêtrière, elle ne marche plus du tout, mais un phénomène nouveau est apparu ; ce sont les douleurs.

*État actuel.* — La malade est dans le décubitus dorsal, faible et amaigrie. Impossibilité de se tenir debout, aberration de la notion de position ; intelligence conservée.

Les mouvements, tous irréguliers, sauf à la face et aux yeux, sont manifestement plus faibles à gauche qu'à droite.

Pour saisir une chose, elle étend brusquement les doigts et les fléchit ensuite lentement et faiblement. Quand on lui demande de serrer la main, elle fait les mouvements voulus sans savoir si la main est là et demande auparavant « si elle la tient ». Au toucher, elle ne distingue pas une plume d'un encrier. L'incoordination motrice est plus marquée du côté gauche, qui est aussi plus faible que le droit. Elle a beaucoup augmenté depuis trois mois.

La sensibilité est abolie dans les membres supérieurs et inférieurs, et considérablement diminuée à la face. Cécité complète, pupilles dilatées, les douleurs fulgurantes sont extrêmement vives dans les membres supérieurs, inférieurs, et à la partie supérieure du cou.

*Depuis son entrée, la malade a souffert à plusieurs reprises de violentes douleurs épigastriques accompagnées de vomissements clairs. Ces crises duraient peu et laissaient après elles une très grande faiblesse.*

La *fin* est amenée par une pneumonie adynamique.

*Autopsie et examen microscopique faits par M. Pierret.*

Les organes splanchniques, sauf une pneumonie œdémateuse du poumon droit, ne présentent rien de particulier. Les reins sont sains.

Le *cerveau* est intact, sauf les deux nerfs optiques qui sont sclérosés et atrophiés jusqu'au chiasma.

*Moelle.* — Sclérose postérieure complète ayant entraîné la rétraction des cordons postérieurs. Les zones radiculaires postérieures sont malades jusque dans leurs dépendances externes. Les cordons de Goll sont tout à fait pris dans toutes les régions de la moelle.

Le *bulbe*, examiné au moyen de coupes longitudinales, permet de reconnaître des altérations très intenses.

On voit distinctement les faisceaux sclérosés longitudinaux des zones radiculaires cervicales supérieures se continuer avec les noyaux restiformes qui sont remplacés par un tissu de nouvelle formation coloré en rouge par le carmin.

Cette altération de la partie inférieure des noyaux sensitifs communs des racines cervicales et céphaliques est très manifeste des deux côtés.

En outre, on constate avec la plus grande netteté une sclérose de la colonne grêle *(slender column de Clark)*.

Les noyaux voisins du pneumo-spinal et de l'hypoglosse paraissent sains. Toutefois il semble que les cellules pigmentées que l'on trouve à l'état normal dans le pneumo-spinal soient un peu plus nombreuses que de coutume.

Les racines postérieures sont atrophiées au plus haut degré dans toutes les régions de la moelle.

Le nerf trijumeau, à son émergence, n'a malheureusement pas été examiné non plus que le *ganglion de Gasser*.

## OBSERVATION XXV

### *(Inédite)*

— Communiquée par M. le D' Tripier —

*Ataxie locomotrice. — Diarrhée. — Sialorrhée abondante.*

Cotta (Adélaïde), née à Saint-Clément (Ardèche), demeurant à Lyon, ménagère, âgée de cinquante-neuf ans, entrée à l'hôtel-Dieu le 7 mai 1882, dans le service de M. R. Tripier.

*Antécédents.* — Pas de maladies graves antérieures, pas de grossesse, pas de fausses couches, ménépause à l'âge de cinquante et un ans ; pas de syphilis, pas de rhumatisme, pas d'alcoolisme.

Elle avait eu la gale à l'âge de vingt-quatre ans ; éruption avec démangeaisons sur les mains, les avant-bras et le tronc. A trente-deux ans, la malade a eu le genou gauche fléchi pendant trois jours ; elle a dû garder la chambre.

Il y a six ans environ que la malade a remarqué que sa vue diminuait ; elle commençait à batailler pour enfiler une aiguille.

Depuis quatre mois seulement, diminution notable de la vue, la malade ne peut plus lire ; elle verrait moins de l'œil gauche ; elle distingue mal les objets ; elle voit des ombres.

Depuis deux mois environ, elle ne voit plus à se conduire.

Il y a quatre ans que la malade a commencé à éprouver des faiblesses du côté des jambes ; c'est ce qui a tout d'abord attiré son attention ; c'était surtout un défaut d'équilibre.

Depuis trois ans, elle éprouve des douleurs lancinantes au niveau des pieds; elle a également des fourmillements.

Depuis deux ans, la malade a été obligée de renoncer à son travail.

Pas d'ataxie des membres supérieurs ; pas de troubles de la sensibilité; elle porte bien son doigt sur le nez ; elle saisit bien des petits objets.

Signes constatés à son entrée : Conservation de la force musculaire. Les jambes étant dans l'extension ne peuvent être fléchies même en déployant une grande force.

La sensibilité est émoussée. La malade ne sent pas le frottement de la tête d'une épingle et parfois le frottement de la pointe au niveau des orteils, ainsi qu'au niveau du dos des pieds.

Les piqûres sont perçues, mais les réflexes sont retardés ; pas de trépidation musculaire ; abolition du réflexe rotulien.

Si l'on fait marcher la malade, on remarque qu'elle chancelle en marchant et qu'elle n'est pas solide sur ses jambes; elle fait de petits pas, marchant un peu sur le bord externe du pied droit, mais ne présentant pas d'ataxie véritable. Les pieds étant rapprochés, si on invite la malade à fermer les yeux, elle ne peut se tenir debout et tomberait infailliblement si l'on ne venait de suite à son aide.

Douleurs lancinantes vives au niveau des pieds ; sensation de fourmillements le long des mollets. Sensation marquée de froid, remontant jusqu'aux genoux.

Rien du côté des sphincters. La miction s'effectue normalement ; cependant la malade éprouve uue sensation bizarre à l'anus. Il semble qu'on lui passe un fer rouge dans le rectum chaque fois qu'elle va du ventre.

Pas de douleurs en ceinture.

Les fonctions digestives et intestinales s'exécutent normalement; cependant il y a, depuis le commencement de sa maladie, un *renvoi des glaires qui se fait une ou deux fois par mois*, et la malade attire l'attention sur ce point.

*Face*. — La malade sent bien qu'elle a la bouche tordue ; elle ne s'en est aperçue que depuis un mois; elle affirme que jamais elle n'a eu d'attaque. Quand elle mange, elle porte sa cuiller à gauche. Les aliments séjournent dans le sillon jugo-alvéolaire droit. La face est deviée à gauche ; la commissure gauche est relevée en haut du même coté. Le sillon naso-labial droit est moins marqué que du côté gauche. La malade trouve également que la paupiére droite est lourde, raide ; il lui semble qu'elle a un rideau devant cet œil.

La vue est considérablement affaiblie ; elle ne peut pas voir l'heure qu'il est à une montre. Diminution de l'ouïe. Hypéres-thésie faciale. Sensation d'énervement. Langue déviée à droite.

Rien à signaler du côté des membres supérieurs.

*Cœur.* — Tous les symptômes d'une insuffisance aortique.

24 *mai.* — La malade se plaint beaucoup de douleurs fulgu-rantes. *Elle a la diarrhée.*

15 *juin.* — Toujours hyperesthésie de la face, surtout vers le front. *Diarrhée* assez fréquente.

30 *juillet.* — Elle dit souffrir moins. La diarrhée s'est un peu améliorée.

23 *août.* — La malade a *rendu hier soir une quantité abon-dante de salive épaisse.* Elle nous dit que cette fois la quantité a été supérieure à celle qu'elle rendait avant.

10 *septembre.* — La malade a donné hier une *quantité très abondante de salive* (un crachoir et demi). S'étant réveillée à huit heures du soir, elle trouvait son oreiller trempé dans la salive, et elle a craché jusqu'à trois heures du matin. Aujourd'hui elle se sent mieux ; les douleurs ont diminué.

31 *septembre.* — La semaine passée, la malade a eu deux fois une *sialorrhée abondante.*

12 *octobre.* — *Sialorrhée.* — La malade continue dans le service.

### OBSERVATION XXVI
*(Inédite)*

— Due a l'obligeance de M. le Dʳ R. Tripier —

*Ataxie locomotrice. — Vomissements aqueux abondants. —*
*Diarrhée. — Dysenterie.*

Hôtel-Dieu de Lyon. — Service de M. Tripier.

La nommée Claudine... est entrée dans le service le 9 octobre
1878. Cette femme, qui jouissait d'une bonne santé, a été prise
brusquement, il y a trois ans, sans cause connue, de *vomissements*
*pituiteux, abondants, presque quotidiens, et qui se produisent*
*encore à présent.* En 1879, il survient des douleurs fulgurantes
dans les membres inférieurs; puis des douleurs de reins et des
douleurs en ceinture qui n'ont pas disparu. La malade éprouve
maintenant, dit-elle, une certaine faiblesse des membres inférieurs qui apporte quelque gêne dans la marche; cependant, si on
la fait marcher, on ne trouve pas de troubles fonctionnels appré-
ciables. L'occlusion des yeux ne produit rien. Il y a quelque
temps, elle a perdu assez rapidement la plupart des dents de la
mâchoire supérieure, à la suite d'une sorte de gingivite qui pro-
voquait en même temps l'élimination de petits séquestres.

Il existe des troubles du côté de la vessie et du rectum; la
malade prétend qu'elle est restée un mois sans aller à la selle et
qu'elle reste des jours sans uriner; les urines, en effet, sont rares,
peu colorées, un peu troubles : elles ne renferment ni albumine ni
sucre. A la suite de ses vomissements, elle est prise d'une *soif*
*ardente* et elle boit de grandes quantités de liquide. Depuis
quelques semaines, elle éprouve des picotements dans les yeux, et
sa vue s'est notablement affaiblie. On remarque, en effet, que la
pupille droite est un peu plus dilatée que la gauche; toutes les
branches du moteur oculaire commun droit, sont atteintes d'une
parésie notable; il y a du strabisme externe, de la diplopie

croisée et une grande faiblesse d'accommodation, qui rend très imparfaite la vision des objets rapprochés. D'ailleurs il doit se produire à certains moments des oscillations dans la *circulation de la rétine*, parce que, de temps à autre, la malade ne voit pas du tout. L'ophtalmoscope ne montre pas autre chose qu'un peu de congestion des veines du fond de l'œil.

Rien au cœur ni aux poumons. Amaigrissement. Un peu d'œdème des malléoles depuis deux mois.

*24 octobre.* — Depuis son entrée, la malade a eu quatre ou cinq accès de *vomissements;* elle vomit un *liquide très aqueux, incolore et d'une extrême abondance : 10 à 12 litres en vingt-quatre heures;* on n'y trouve pas traces d'urée. A ces moments-là, la malade éprouve au niveau de la région épigastrique une douleur constrictive en ceinture, comme si elle avait à supporter un poids considérable et une soif intense. Le *trajet des pneumo-gastriques est très douloureux à la pression;* le fait est des plus manifestes au cou et au point costal.

*2 novembre.* — Pas d'urée dans les vomissements.

*11 nov.* — *Accès de vomissement depuis ce matin.*

*12 nov.* — *La malade a vomi presque une pleine seille.* Elle se sent mieux aujourd'hui et la vision s'est subitement améliorée.

*18 nov.* — Nouvel accès après avoir vomi, la malade *avait rendu un peu de sang;* vision diminuée.

*25 nov.* — Les vomissements ont cessé depuis deux jours, mais dans les deux nuits suivantes, la malade a ressenti des douleurs à caractère ostéocope dans les deux jambes.

*4 décembre.* — Depuis hier, nouvel accès. *Vomissements abondants; demi-baquet.*

*9 déc.* — *Les douleurs et les vomissements persistent.*

*25 déc.* — Depuis cinq jours, elle se plaint de douleurs dans les membres inférieurs; elles n'ont pas le caractère fulgurant ou du moins très peu et sont surtout fixes; les mouvements sont complets, mais douloureux.

*26 déc.* — *Nouvel accès de vomissement.*

*12 janvier 1879.* — *Retour d'un accès.*

*24 janv.* — Au niveau de l'épigastre, on trouve une diminution de la sensibilité tactile. Le toucher est moins net, mais la piqûre est plus vivement sentie, ballonnement de l'épigastre.

1<sup>er</sup> *février.* — Depuis deux jours, la malade se plaint d'une douleur occipitale tellement forte qu'elle ne peut laisser sa tête reposer directement sur l'occiput et elle est obligée de la reposer sur les parties latérales. Diminution de la sensibilité du côté gauche, de la main et du pied.

16 *février.* — Depuis plusieurs jours nouvel accès. La malade prétend qu'il est annoncé par de violentes douleurs dans les membres inférieurs. *Quand elle ne vomit pas, elle souffre de douleurs intenses dans les membres inférieurs.*

4 *mars.* — Depuis une vingtaine de jours, la malade a des accès presque continus, et en même temps que les *vomissements,* elle a des *palpitations violentes.*

14 *mars.* — *Les vomissements* se sont présentés avec un jour d'intervalle à quelques reprises. Elle ne peut prendre que du lait. *Pendant les vomissements, elle souffre d'une soif intense;* la sécrétion urinaire diminue beaucoup. Sensation douloureuse permanente au niveau de la région épigastrique; encore diminution de la sensibilité du côté gauche. Depuis qu'elle est malade, le chatouillement plantaire, bien que perçu, n'amène pas des réflexes. La marche se fait assez bien, la malade chancelle un peu au moment de se retourner. Si elle ferme les yeux, la marche devient hésitante; en rapprochant les deux pieds, elle peut rester debout, si elle a les yeux ouverts; mais, fermés, elle chancelle et tomberait si elle n'écartait aussitôt les pieds.

16 *avril.* — *Retour des crises gastriques avec vomissements.* Injection hypodermique de morphine.

12 *mai.* — Persistance des *vomissements,* des douleurs des membres inférieurs. Depuis quelques jours, sentiment d'oppression avec angoisse précordiale. Maux de tête. Rien à l'auscultation du cœur.

16 *mai.* — *Les vomissements continuent.* Douleurs constrictives assez vives pour gêner la respiration et déterminer une angoisse très pénible avec sueurs froids et tendance à la lypothimie; soif vive; faux besoin d'uriner; douleurs fulgurantes aux membres

inférieurs. Quelques douleurs dans les membres supérieurs. Elle ne va du ventre qu'à de longs intervalles (plusieurs semaines). La menstruation fait défaut depuis trois mois. Amaigrissement général et décoloration de la peau; perte de forces; troubles manifestes de la sensibilité tactile; la sensibilité thermique persiste. Le malade a souvent une insensibilité absolue de la lèvre inférieure et du menton; on peut traverser la peau de part en part sans qu'elle s'en aperçoive; cela n'existe en aucun autre endroit de la face. La langue n'est pas altérée. Elle signale encore un point douloureux sur le sein gauche.

Suppression des réflexes plantaires, pas de trépidation; pas de phénomène du genou. Persistance des troubles du côté des yeux. Rien du côté du goût et de l'odorat.

22 *mai*. — Le malade a remarqué qu'elle urine mieux; les vomissements ont diminué notablement en fréquence, mais ils se présentent encore et sont *très abondants* (baquet sous le lit).

Du côté des yeux, mêmes troubles que précédemment. A certains moments, surtout au moment des souffrances, la malade prétend qu'elle n'y voit presque pas; puis la vue revient, mais avec persistance d'un certain degré d'amblyopie et de la diplopie pour les objets placés à sa gauche.

5 *juin*. — Depuis quatre jours, douleurs plus vives avec agitation des membres inférieurs. Elle vomit moins. Elle s'est aperçue que la lèvre supérieure devient insensible, par moments, comme l'inférieure.

16 *juin*. — Cinq séances d'électrisation (courants ascendants) sur la colonne vertébrale n'ont amené aucune amélioration.

27 *juin*. — Douleurs très violentes occupant aussi les bras, mais ceux-ci ne présentent pas des mouvements désordonnés; douleurs de tête.

30 *août*. — *Le vomissement persiste;* douleurs des jambes dans la nuit. Amélioration dans l'ensemble.

14 *septembre*. — La malade vomit moins depuis quelque temps, Les douleurs sont plus vives dans le tronc. La marche s'effectue sans ataxie, mais avec une certaine tendance à tomber du côté gauche.

20 *novembre*. — Depuis deux ou trois jours, la malade a dés douleurs extrêmement vives et de la *dysenterie ;* la dysenterie a diminué aujourd'hui, ainsi que les douleurs.

17 *janvier* 1880. — Depuis ce matin les douleurs sont apaisées. Il existe une *tuméfaction rouge* de la lèvre supérieure des deux cotés; et il y a, près de la ligne médiane, à gauche, un *petit furoncle*. La malade raconte qu'elle a déjà eu plusieurs furoncles à la suite des violentes douleurs.

22 *janvier*. — La sensibilité est partout plus ou moins altérée, beaucoup plus diminuée du côté gauche. Deux phénomènes très nets accompagnent souvent la perception, ce sont : un retard de quelques secondes et une persistance de la sensation au delà de la durée du contact.

La notion de position est altérée aux membres inférieurs. La malade, les yeux ouverts, ne présente rien de particulier ; il n'y a jamais de mouvements ataxiques. Dans le moment des crises, la sensibilité diminue davantage.

25 *février* 1880. — Les douleurs sont très violentes aujourd'hui.

30 *mars*. — *Début d'une grande crise, vomissements.*

4 *avril. — La crise continue.*

1ᵉʳ *juillet*. — La crise dure une quinzaine de jours avec une grande intensité. Ensuite, mieux sensible jusqu'au milieu du jour. A ce moment, nouvelle crise encore plus violente ; constriction du thorax ; *vomissements* et *selles involontaires* avec troubles profonds de la sensibilité, surtout du côté gauche. Pertes de connaissance.

Depuis hier, la crise a cessé ; la malade a une anesthésie des lèvres surtout du côté gauche. La malade ne peut pas toucher des objets froids sans éprouver un sentiment de brûlure.

24 *septembre*. — Les *vomissements* sont revenus incoercibles, *excessivement abondants* depuis six jours. La malade souffre beaucoup ; elle n'est plus calmée par des injections de morphine.

19 *novembre*. — Douleurs violentes à l'épigastre et dans les reins. *Vomissements*. Lavement chloral.

6 *décembre*. — La malade a eu à la fin d'une nouvelle crise

une hémophtysie assez abondante. On ne trouve rien à l'auscultation. Elle n'a pas eu ses règles depuis vingt mois.

*21 déc. — Nouvelle crise gastrique avec vomissements.*

*17 janvier* 1881. — Depuis un mois, elle a presque continuellement des douleurs, soit sous forme de crise gastrique, soit sous forme de crises dyspnéiques, elle n'a qu'un ou deux jours d'interruption.

*20 février.* — Hémophtysie assez abondante. Rien à l'auscultation.

*23 fév.* — A l'auscultation, on trouve dans le creux sus-claviculaire du côté droit des râles superficielles un peu sonores, en petit nombre.

*7 mars.* — Nouvel accès.

*14 mars.* — La crise gastrique a diminué beaucoup d'intensité ; mais la malade se plaint beaucoup de dyspnée, de douleurs de reins, de fièvre, la nuit. La fièvre a une recrudescence au moment de sa terminaison.

*31 mars.* — Malaise général ; dyspnée, fièvre ; la température se soutient à 39°.

*6 avril.* — Les douleurs sont diminuées. Au sommet gauche et sous la clavicule, souffre avec retentissement de la voix et de la toux, avec gargouillement.

*10 avril.* — L'affaiblissement général continue.

*13 avril.* — La malade est très affaiblie. Chute de la paupière supérieure.

*14 avril.* — Mort après affaiblissement progressif.

Autopsie. — *Cerveau.* — Rien à noter de particulier, sauf peut-être, une certaine fragilité des nerfs crâniens.

*Poumon droit.* — Tout le lobe supérieur est transformé en un tissu caverneux, formé des cavités à parois molles du volume d'une noisette, communiquant toutes entre elles, contenant peu de pus. Le reste du poumon est farci de granulations jaunâtres.

*Poumon gauche.* — Au sommet, on trouve une ancienne cicatrice; à ce niveau, quelques petites cavernules beaucoup plus rares et plus petites que dans l'autre poumon. Dans le reste du poumon, on trouve des granulations jaunâtres.

Il y avait quelque adhérence pleurales ; pas de liquide dans la cavité.

*Foie.* — Augmenté de volume, très gras.

*Reins.* — Rien à noter.

*Rate.* — Rien à noter.

*Estomac.* — Très dilaté.

*Examen microscopique du bulbe et de la moelle* [1]

Sur les coupes faites dans le bulbe, on rencontre :

*N° 1.* — Sur la première section de la région bulbaire, faite au point où l'entre-croisement des fibres sensitives se termine, et où le spinal bulbaire fait son apparition, par conséquent à 1 millimètre environ au-dessous du bec du calamus scriptorius, les altérations sont très manifestes et occupent des deux côtés les tubercules cendrés de Rollando, les deux zônes radiculaires scléreuse, et les deux pyramides postérieures. *La colonne grêle ascendante se trouve sclérosée, d'un côté surtout.*

L'examen du raphé et du voisinage des racines du spinal montre nettement un certain degré de sclérose autour du canal central. Rien à noter dans les parties antérieures et latérales du bulbe. Pas de méningite.

*N° 2.* — 1 millimètre, au-dessus de la précédente. Sclérose très prononcée et totale du tubercule de Rollando, et, en allant de dehors en dedans, *sclérose de la colonne grêle,* des noyaux restiformes et de toute la zone radiculaire correspondante. Sclérose très manifeste des pyramides postérieures. Le canal central est complètement oblitéré par du tissu conjonctif ou épithélial. On ne remarque rien de net au niveau du spinal. Rien de particulier au niveau de l'entre-croisement des pyramides antérieures.

*N° 3.* — Au niveau du point où on commence à voir les origines de l'hypoglosse, et, où les corps olivaires commencent à être constitués, on trouve encore une sclérose très accentuée des gan-

[1] Les préparations ont été faites par M. A. Pollosson, interne distingué des hôpitaux de Lyon, je lui dois mes remerciements pour sa complaisance.

glions qui constituent les origines du trijumeau. Il est difficile de distinguer rien de saillant au niveau du noyau du spinal, bien que la surface épendymaire soit le siège d'un processus congestif ou inflammatoire évident. On remarque, en outre, *que la colonne grêle continue à être sclérosée* surtout d'un côté. Corps olivaires sains. Raphé intact dans toutes ses parties.

*N° 4.* — Partie moyenne de l'hypoglosse. Sur cette préparation, faite à 1 millimètre au-dessus de la précédente, on peut distinguer d'une manière nette *la sclérose de la colonne grêle.*

Moelle. *a) Région cervicale.* — A la région cervicale supérieure, des coupes ne font reconnaître qu'une sclérose des faisceaux moyens et externes du cordon de Goll. Tout au plus, peut-on dire que, d'un côté, il existe quelques traces d'irritation du côté de la partie nterne de la zone radiculaire postérieure. La substance grise et es cordons latéraux sont sains.

*b) Région dorsale supérieure.* —Ici les altérations commencent à s'accentuer. Elles se composent d'une sclérose des cordons de Goll parfaitement nette et, en outre, d'une inflammation bien caractérisée autour des filets radiculaires internes. Cette dernière lésion est beaucoup plus marquée d'un côté que de l'autre.

Cornes antérieures et cordons latéraux sains.

*c) Région dorsale moyenne.* — Les lésions sont distribuées de la même manière et beaucoup plus accentuées.

*d) Région dorso-lombaire.* — A l'œil nu, les cordons postérieurs paraissent pris en totalité, mais à l'examen microscopique on reconnaît quelques points où les tubes nerveux sont restés sains. En outre, l'altération sclérotique occupe trois points principaux : la partie moyenne, cordons de Goll, et les deux zones radiculaires internes. Il est à noter que les *colonnes de Clarke présentent des traces évidentes de sclérose. Les cellules en sont même sensiblement tuméfiées.*

Cornes antérieures et cordons latéraux sans altération.

Réflexions. — L'histoire pathogénique de cette malade, pleine d'intérêt et qui offre quelques points nouveaux à étudier, nous fournit un bel exemple de troubles vaso-moteurs et peut-être sécrétoires.

Le vomissement d'une si grande quantité de liquide (10 à 12 litres dans les vingt-quatre heures), suivi d'une soif ardente, nous démontre clairement qu'il se produit une sorte de filtration à travers les parois très dilatées des vaisseaux de l'estomac. Il se peut bien qu'il y ait en même temps une hypersécrétion glandulaire, mais c'est un point sur lequel nous faisons nos réserves.

D'un autre côté, l'examen histologique du bulbe et de la moelle démontre nettement des lésions qui s'accordent très bien avec l'histoire clinique et avec notre manière d'interpréter les troubles vaso-moteurs constatés.

# CONCLUSIONS

De l'exposé de cette étude, il nous semble permis de tirer deux conclusions principales :

1° Il est parfaitement démontré que le tabes sensitif s'accompagne souvent de troubles vaso-moteurs.

Or, le nombre relativement considérable d'observations que nous avons recueillies montre que ces troubles peuvent apparaître comme les symptômes avant-coureurs de la maladie. Le clinicien doit donc en être averti.

2° Ces phénomènes vaso-moteurs trouveraient leur explication dans une sclérose primitive ou secondaire des centres d'origine des filets vaso-moteurs.

Au reste, nous faisons quelques réserves relativement

à cette seconde conclusion, à la confirmation de laquelle un nombre plus considérable de faits seraient, on le comprend, absolument nécessaire.

# INDEX BIBLIOGRAPHIQUE

ARNOZAN. — *Des lésions trophiques consécutives aux maladies du système nerveux.* Thèse d'agrégation. Paris, 1880.

BALL. — *Gazette des hôpitaux.* Paris, 1868.

BICHAT. — *Étude des grands sympathiques. Anat. génér.,* t. I, p. 213 et suiv. Paris, 1812.

BOUVERET. — *Des sueurs morbides.* Thèse d'agrégation, Paris, 1880.

BROUSSE. — *De l'ataxie héréditaire.* Thèse. Montpellier, 1882.

BROWN-SÉQUARD. — *Leçons sur les vaso-moteurs.* Paris, 1872.

BURDACH. — *Vom Baue und Leben des Gehirns.* Leipzig, 1819.

BUZZARD. — *Clinical lectures on diseases of the nervous system.* London, 1882.

CARRE (MARIUS). — *Nouvelles recherches sur l'ataxie locomotrice progressive.* Mémoire couronné par l'Académie de médecine. Paris, 1865.

CHARCOT. — *Maladies du système nerveux,* t. II. Paris, 1873.

DEMANGE. — *Chute spontanée des dents et crises gastriques et laryngées chez les ataxiques, lésions anatomiques.* Revue de médecine. 10 mars 1882. Paris.

DELAMARE. — *Des troubles gastriques dans l'ataxie locomotrice.* Thèse. Paris, 1866.

DONNEZAN. — *Ataxie musculaire progressive. Atrophie des faisceaux postérieurs de la moelle et du grand sympathique.* Gazette hebdomadaire, n° 17. Paris, 1864.

DUBOIS. — *Étude sur quelques points de l'ataxie locomotrice progressive.* Thèse. Paris, 1858.

DUCHENNE (de Boulogne). — *Archives générales de médecine.* — *De l'ataxie locomotrice progressive.* Paris, 1858.

DUCHENNE (de Boulogne). — *Recherches cliniques sur l'état du grand sympathique dans l'ataxie locomotrice. Gazette hebdomadaire,* p. 116-148. Paris, 1864.

EDWARDS (ARTHUR). — *De l'anatomie pathologique et du traitement de l'ataxie locomotrice progressive.* Thèse. Paris, 1863.

EULEMBOURG. — *Maladies du système nerveux.* Berlin, 1866.

EUSTACHI. — *Anatom, edit. Lancisi.* Rome, 1814.

GALIEN. — *De dissectione nervorum,* cap. V. — *De usu partium,* lib. IV, cap. XIII.

JOFFROY. — *Chute spontanée des ongles chez les tabétiques. Archiv. physiolog.,* p. 174. Paris, 1882.

JOHN DEAN. — *The gray substance of the medulla oblongata and trapesium.* Washington, 1864.

LEGROS. — *Des nerfs vaso-moteurs.* Thèse d'agrégation. Paris, 1873.

LOCKHART CLARKE. — *Further researches on the greg substance of the spinal cord.* — *Philosophical Transactions.* London, 1858.

LIOUVILLE. — *Comptes rendus de l'Académie des sciences.* Paris, 1870.

LUCHSINGER. — *Archiv. für gesamm. Phys.* XVIII.

PIERRET. — *Comptes rendus du Congrès international de Londres.* Août 1881.

PIERRET. — *Note sur la sclérose des cordons postérieurs dans l'ataxie locomotrice progressive.* Obs. II. *Archiv. de physiologie,* 1871.

PIERRET. — *Sur les relations du système vaso-moteur du bulbe avec celui de la moelle chez l'homme, et sur les altérations de ces deux systèmes dans le cours du tabes sensitif. Comptes rendus de l'Académie des sciences.* Janvier, nᵒ 5. Paris, 1882.

RAYMOND ET ARTHAUD. — *Examen du système ganglionnaire du grand sympathique dans deux cas du tabes dorsalis. Comptes rendus de la Société de biologie.* Juillet, 1882.

STRAUS. — *Des ecchymoses tabétiques à la suite des crises douloureuses. Archiv. de neurologie,* nᵒ 4. Paris, 1880-81.

TOPINARD. — *De l'ataxie locomotrice et en particulier de la maladie appelée ataxie locomotrice progressive,* ouvrage couronné par l'Académie de médecine. Paris, 1864.

VULPIAN. — *Maladies du système nerveux.* Paris, 1862.

VULPIAN. — *Leçons sur l'appareil vaso-moteur.* Paris, 1875.

VULPIAN. — *Clinique de l'Hôpital de la Charité.* 1879.

WESTPHAL. — *Tabes dorsalis graue degeneration der Hinterstrange und Paralysis universalis progressivo.* Berlin, 1863.

WESTPHAL. — *Gelenkerkrankungen bei tabes.* Berlin, 1881.

# TABLE DES MATIÈRES

**BOUCHUT. Nouveaux éléments de pathologie générale,** comprenant la nature de l'homme, l'histoire générale de la maladie, les différentes classes de maladies, l'anatomie pathologique générale, et l'histologie pathologique, le pronostic, la thérapeutique générale. *Quatrième édition.* 1882, 1 vol. gr. in-8 de 900 pages avec 250 figures . . . . . . 16 fr.

---**Traité de diagnostic et de Sémiologie,** comprenant l'exposé des procédés physiques et chimiques d'exploration médicale (auscultation, percussion, cérébroscopie, microscopie, analyse chimique) et l'étude des symptômes fournis par les troubles fonctionnels. 1883, 1 vol. gr. in-8 de 692 pages avec 150 figures. . . . . . . . . . . 12 fr.

**CHAUFFARD (An.). Étude sur les déterminations gastriques de la fièvre typhoïde.** 1882, gr. in-8 avec 2 planches. . . . . . . . . . . . . . 3 fr. 50

**DUCHENNE. De l'électrisation localisée** et de son application à la pathologie et à la thérapeutique. *Troisième édition.* 1872, 1 vol. in-8 avec 279 fig. et 3 pl. noires et coloriées. . . . . . . . . . . . . . . . . . . . . . 18 fr.

**—— Physiologie des mouvements,** démontrée à l'aide de l'expérimentation électrique et de l'observation clinique, et applicable à l'étude des paralysies et des déformations. 1867, in-8, vxi-872 p. avec 101 fig. . . . . . . . . . . . . . . 14 fr.

**FERRAND (A.). Traité de thérapeutique médicale,** ou guide pour l'application des principaux modes de médication à l'indication thérapeutique et au traitement des maladies, par le docteur A. Ferrand, médecin des hôpitaux. 1875, 1 vol. in-18 jésus de 800 p. cart.   8 fr.

**FONSSAGRIVES. Principes de thérapeutique générale.** 1 vol. in-8. . . . 7 fr.

**GALLARD. Clinique médicale de la Pitié.** par T. Gallard, médecin de la Pitié, Paris. 1877. 1 vol. in-8 de XLIV-635 p. avec 25 fig . . . . . . . . . . . . 10 fr.

**HAMMOND. Traité des maladies du système nerveux** comprenant les maladies du cerveau, les maladies de la moelle et de ses enveloppes, les affections cérébro-spinales, les maladies du système nerveux périphérique et les maladies toxiques du système nerveux, par W. Hammond, professeur des maladies mentales et nerveuses à l'Université de New-York. Traduction française augmentée de notes et d'un appendice, par le docteur F. Labadie-Lagrave, 1879, 1 vol. gr. in-8 de XXIV-1300 p. avec 116 fig. cart. - . . . . . . . 22 fr.

**HUGUENIN. Anatomie des centres nerveux,** par Huguenin, professeur à l'Université de Zurich, traduit par Th. Keller et annoté par le docteur Mathias Duval, 1879. 1 vol. in-8 avec 149 fig. . . . . . . . . . . . . . . . . . . 8 fr.

**JEANNEL (M). Arsenal du diagnostic médical,** mode d'emploi et appréciation des instruments d'exploration employés en sémiologie et en thérapeutique, avec les applications au lit du malade, 1877, 1 vol. in-8 de XVI-440 p., avec 262 fig. . . . . . . . 7 fr.

**LANDOUZY (Louis). Contribution à l'étude des convulsions et paralysies** liées aux méningo-encéphalites fronto-pariétales, par le docteur Louis Landouzy, professeur agrégé à la Faculté de médecine de Paris, médecin des hôpitaux. Paris, 1876, in-8 de 248 pages   3 fr.

**—— Des paralysies dans les maladies aiguës.** Paris, 1880, 1 vol. in-8, 362 pages   6 fr.

**LAVERAN et TEISSIER. Nouveaux éléments de pathologie et de clinique médicales,** par A. Laveran, professeur agrégé à l'École de médecine militaire du Val-de-Grâce. et J. Teissier, professeur agrégé à la Faculté de médecine de Lyon. 2ᵉ *édition*, 1883, 2 vol. in-8 avec fig. . . . . . . . . . . . . . . . . . . . . . 18 fr.

**LEYDEN (E.). Traité clinique des maladies de la moelle épinière.** par E. Leyden, professeur de clinique médicale à l'Université de Berlin. traduit par Richard et Ch. Viry, 1879, 1 vol. gr. in-8 850 pages. . . . . . . . . . . . . . . . 14 fr.

**NOTHNAGEL et ROSSBACH. Nouveaux éléments de matière médicale et de thérapeutique.** exposé de l'action physiologique et thérapeutique des médicaments, avec une introduction par Ch. Bouchard, professeur de pathologie et de thérapeutique générales à la Faculté de médecine de Paris. 1880, 1 vol. in-8 de XXXII-860 pages. . . . . . . . 14 fr.

**RACLE. Traité de Diagnostic médical.** Guide clinique pour l'étude des signes caractéristiques des maladies, contenant un Précis des procédés physiques et chimiques d'exploration clinique. *Sixième édition,* par Ch. Fernet et I. Strauss, médecins des hôpitaux, agrégés de la Faculté. 1878, 1 vol. in-18 jésus, XII-860 pages, avec 99 fig. cart. . . 8 fr.

**TROUSSEAU, Clinique médicale de l'Hôtel-Dieu de Paris,** par Trousseau, professeur à la Faculté de médecine de Paris, médecin de l'Hôtel-Dieu. *Sixième édition,* par le docteur Michel Peter. 1882, 3 vol. in-8, avec un portrait de l'auteur. . . . . . . 32 fr.

www.ingramcontent.com/pod-product-compliance
Ingram Content Group UK Ltd.
Pitfield, Milton Keynes, MK11 3LW, UK
UKHW021230140726
13695UKWH00002B/860